KB155857

ADHD 인 아이,
처럼 보이는 아이

곽병준

박영
story

서문

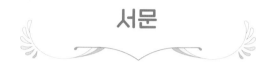

　전 세계적으로 ADHD에 대한 관심은 무척 크다. 그리고 점점 높
아지고 있다. 우리나라를 포함한 선진국들에서 그런 경향이 눈에 띄
게 나타난다. 이는 교육시스템이 정비된 곳에서 집중력에 어려움을
겪는 아이들이 눈에 쉽게 띄기 때문일 테고, 또 지식 집약적인 산업
이 발달해가는 곳, 즉 교육을 받는다는 것이 좋은 직업을 얻는 데에
필수적인 조건으로 여겨지는 사회에서 나타날 수밖에 없는, 어쩔 수
없는 현상이다. 특히 ADHD의 치료, 즉 주의집중력을 어떻게 끌어
올릴까 하는 데에 더욱더 관심이 많은데, 이에 대한 치료방법—대응
방법도 어느 정도는 윤곽이 갖춰지기 시작하고 있다. 당장이라도 서
점에 가보면 ADHD에 대한 책들을 셀 수 없이 발견할 수 있다. 서점
에 갈 여유가 없다면 인터넷 서점에서 ADHD라고 검색해봐도 된다.
ADHD의 치료, ADHD 환자라고 스스로 생각하는 사람들의 수기, 고
행기, 또 전문가들의 행동주의적 대처방식에 대한 설명과, 더불어서

ADHD는 병이 아니며, ADHD라는 것은 존재하지 않는다는 내용까지. 너무나 다양하다. 이미 모든 것이 밝혀져 있고 완성되어 있다면, 그렇다면 다시 또 이런 책을 읽어서 거기에 복잡함을 더할 필요가 있을까?

다시 시작으로 돌아가서, ADHD란 도대체 무엇을 말하는 것일까? 집중이 잘 안 되면 ADHD일까? 그러면 집중이 잘 되다가, 어느 시점부터 안 되기 시작하면 ADHD가 발병한 것인가? 자기가 좋아하는 일에는 집중이 잘되지만 싫어하는 일에는 집중을 못한다면 그 경우도 ADHD인가? 어려서는 괜찮았는데, 직장생활을 하는 중에 집중이 안 되기 시작하면 이것도 ADHD일까? 원래 ADHD였는데 그동안 드러나지 않다가, 이제야 발현된 것인가? 유전병일까? 노는 것, 즐기는 것에는 집중력이 뛰어나나 학업에는 도저히 집중이 안 되는 경우라면, 이것이 ADHD의 정확한 특징일까? 이런 의문들은 그 많은 책들이 있음에도 불구하고 끊임없이 이어지고 있다.

그리고 놀랍게도 모든 미디어에서는 공통적으로 이런 물음에 거의 비슷하게 대답한다. "그렇다. 이런 증상, 이런 상황이라면 당신은 ADHD이다"라고. 그런데 정작 ADHD의 경계가 어디서 어디까지인지, 어떤 증상이 어느 정도를 넘어서면 ADHD인지, 우리가 일반적인 다른 질병을 진단받을 때 접할 수 있고 기대할 수 있는 수준의, 진단의 기준을 명확하게 알려주는 것들은 없다. 그냥 특정 증상을 보이면 전문가와 상의하라는 것인데, 정작 전문가가 정상/비정상을 판단하는 기준은 절대적으로 경험에 의한다. 그것이 실재의 현실이다.

 그래서 ADHD의 기준이 어느 정도 심한 수준을 넘어설 때인지, 어떤 범주까지가 정상인지를 구별해 볼 필요성을 느끼게 되었다. 그것이 이 책을 통해 말하고 싶은 첫 번째 내용이 되겠다. 어쨌든 TV나 방송에서 ADHD에 대해서 뭐라고 하건, 어느 누군가가 다정하고 친절한 얼굴과 목소리로, 어떻게 해야 하는지 설명해 주건 간에, 현재 ADHD 치료라고 이름이 붙은 모든 행위는 최종적으로 정신과 처방전을 받아서, 정신과 약을 먹는 것으로 귀결된다. 이는 ADHD의 치료라고 말하는 모든 약물/비약물적 방법들이, ADHD 치료약이라고 알려져 있는 약물의 복용을 필수조건으로 선택한 다음의 추가 옵션으로서나 의미가 있다는 뜻이다. 이런 일련의 프로세스, 진단과 분류, 치료에는 오류나 모순, 허점은 없을까? 우리에게 매우 중요한 일인 만큼 우리가 믿고 따르고 의지할 수 있을 정도의 신뢰도가 있는 것일까?

 ADHD라는 것은 주의집중력 부족, 과잉행동 장애라고 정의된다. 그런데 과연 내 아이가, 아니면 내가, 또 가족이, 주변 사람이 ADHD라는 것을 어떻게 진단할 수 있을까. 근시도 가성근시가 있고 진짜 근시가 있듯이, 그저 주의 집중력이 부족한 사람에게 가성 ADHD라는 것은 없을까? 한번 ADHD면 영원한 ADHD일까? 청각장애와 일시적으로 귀가 멍하고 잘 안 들리는 것, 시각장애와 눈이 침침한 것, 정신적 충격을 받으면 머릿속이 멍하게 변하면서 아무 생각도 들지 않는 것, 이처럼 ADHD도 다양한 상황과 변수가 있을 수 있지 않을 까? 즉, 장애로서의 ADHD와, 일시적으로 주의집중력을 유지할 수 없는 상태로서의 ADHD가 각각 다르게 존재할 수 있지 않을까?

이런 의문에 대한 답은 여태까지와는 다르게 접근하고 살펴보아 야 한다는 것은 분명하다. 이것은 먼저 주의 집중력이란 도대체 무 엇인가 또는 어떤 형태의 것인가 하는 주의집중력에 대한 분석에서 부터 시작해야 한다. 현재의 이런 혼란은 비정상적인 정신활동에 대 한 연구와 분류는 있었을지언정, 정작 기준이 되는 정상적인 정신 활동이 어떤 것인지, 또 우리가 추구해야 하는 이상적인 모델로서의 정신활동은 어떤 조건 아래에서 가능한지를 연구하는 노력이 그동 안 부족했기 때문에서 비롯된다. 그래서 지금의 이런 혼란과 애매모 호함이 존재하는 것이다.

ADHD가 낫는 것, 즉 치료하면 완전히 회복되어 치료를 종결할 수 있는 것인지, 아니면 평생 관리해야 되는 것인지? 한 번 ADHD는 영 원한 ADHD인지? 이 같은 혼돈에서 조금이나마 벗어나고자 한다면, 주의집중력이 어떤 것인지, 주의집중력은 뼈와 같이 단단한 것인지, 눈꺼풀처럼 피곤하면 내려앉는 것인지 하는 것부터 알아야 한다.

" 어떻게 살 것인가 "

정신과 약을 먹으면 ADHD는 해결되는가? 주의집중력이 향상되 는가?

이 책에서 두 번째로 이야기 하고 싶은 것이 이 질문들이다. 우리가 ADHD라는 문제를 인식하고, 병명을 붙이고, 해결을 위해 노력하는 것은 무엇을 위함인가? 당신이 여러 정보를 모으고, 해결책을 찾고 하는 등의 부산을 떠는 이유는 무엇인가? 그 노력의 최종 목표는 무엇인가?

당신의 아이가 남들보다 뛰어나기를 원하는가? 아니면 그저 단순히 학교에서 지적받지만 않으면 되는 것인가? 남들보다 뛰어나기를 원하지는 않지만, 지적인 능력은 향상되기를 원하는가?

만약에 ADHD에 대한 관심과 목표가 단순히 외부인의 지적을 받지 않기 위해서가 아니라, 인생이 좀 더 나아지기를 원하는 것이라면, 정신과의 약물치료는 해결책이 아니며, 될 수도 없다. 그러기 위해서는 다른 차원의 현실에 대한 인식과 전략이 필요할 뿐이다.

우리들 대부분은 인생이란 현장에 내동댕이쳐지듯이 와서 서 있다. 삶의 시작점부터, 우리는 왜 이 자리에 있고, 이 삶을 어떻게 받아들여야 하며, 이 삶의 의미가 무엇인지, 또 그 의미를 지켜나가기 위해서는 어떤 마음가짐을 가져야 하고, 또 그에 따르는 결정을 어떻게 감당해야 하는지를, 누군가가, 또는 문화적 전통이 가르쳐 주었다면, 다소 부족함이 있더라도 빈 공간은 스스로가 채워나갔을 수도 있겠다. 공터에 최소한의 기준이 될 수 있는 평면도라도 그려주었다면, 각자 자신에 맞게 거실을 키우기도 하고, 주방에 큰 창을 내기도 하면서 자신의 삶을 계획하고 그려나갔을 수도 있을 것이다.

그러나 현실은 그렇지 못하다. 특히 경쟁이란 것이 이른 시기에 시작되는 사회에서 성장하다 보면, 이 길이 맞는 길인지, 내가 장점을 발휘할 수 있는 상황인지에 대한 고민 같은 건 할 겨를도 없이, 누구보다 더 빨리 뛰고, 꾸준히 뛰며, 타인이 목표라고 지정한 곳에만 자신의 시선을 고정시켜야 하는 상황에 처하게 된다. 이는 누구의 잘못도 아니다. 그냥 상황이 그런 것일 뿐이다. 모두가 다 원인이며, 모두가 다른 이의 의도와 행동에 따른 결과일 뿐이다.

초등학교 시절부터 병원에 자주 왔었던 친구가 있다. 상당히 예의 바르고, 호기심 넘치며, 똑똑하기까지 한 친구였고, 대학까지의 학창시절을 좋은 성과로 잘 지낸, 그야말로 모범생이라 하겠다. 누구도 이 친구의 학업능력과, 사회생활에서의 좋은 미래를 의심하지 않았다. 바로 첫 직장에 출근하기 전까지는. 좋은 직장에서 첫 출발을 하고 난 3개월 후, 그가 고민상담 차 들른 자리에서 말했다. "선생님, 저는 원래 ADHD였나 봅니다. 도저히 회사 업무에 집중을 못하겠어요." 이것은 답답한 이야기인데, 사실 그 다음이 고민의 핵심이었다. "저를 어려서부터 보셨잖아요. 혹시 그때 ADHD의 조짐은 없었을까요?" 어려서부터 ADHD였다면, 너처럼 좋은 대학을 나오는 게 쉽겠냐고 했지만, 본인은 잠재되어 있던 ADHD가 이제 발현된 것처럼, 유전적으로 내재되어 있던 것이 이제 나타난 게 아니냐며 어둡고 절망적인 표현들을 사용하기 시작했다.

아무리 애써 설명하려고 해도, ADHD라는 질병명에 사로잡힌 그

친구를 대화만으로 생각을 바꾸게 하기에는 참 힘들었다. 굳이 원인을 찾자면, 내가 보기엔 ADHD가 아니라 지나치게 모범생이었고, 또 순종적이어서 생긴 문제가 아닌가 했지만, 본인은 하고자 하는 것을 하지 못하는 상태가 충격이었나 보다. 그러나 모든 것에 자기가 집중을 할 수 있다고 생각하는 것은 오만이다. 100년 전, 50년 전보다 지금은 모든 지식이 폭발하듯이 증가했고, 여러 다양한 삶의 부분들이 분화해서 개발되었다. 지금의 수많은 우리, 즉 수많은 '나'라는 일반적인 존재들은 이 모든 것을 다 잘할 수 없다. 적성에 맞지 않는 것은 집중할 수가 없는 것이 정상이고, 더구나 집중을 할 수 없는 것이 아니라, 그 분야에 집중을 잘하는 사람들과 같이 있으면 무조건 내가 집중을 못하는 것으로 비춰진다. ADHD도 상대적인 측면, 즉 비교경쟁적인 면이 있다는 점을 참고해야 한다.

어쨌든 ADHD라는 것은 경쟁사회에서 두드러질 수밖에 없다는 것을 인정해야 한다. 그럼 새로운 출발, 희망찬 시작을 위해서는, ADHD라는 것이 실재하는 장애, 즉 생물학적이고 물질적, 세포적 손상인지, 아니면 얼마든지 유동적인 일시적 상태 또는 증상인지 하는 부분부터 뚜렷이 해야 하며, 그 다음에 어떻게 우리의 주의집중력을 유지하고, 좀 더 나아가서 정신적 능력을 끌어올릴지를 생각해 보는 것이 옳다.

또 하나, 이렇게 ADHD를 살펴보는 과정 중에, 역시 우리 삶의 문제를 다시 인식해 보는 것은 꼭 필요하다. 삶의 기준은 언제나 존재

해야 한다. 인생에 있어서 제일 나쁜 방식은 우리가 우리의 특장점, 개성을 말살하고 다른 사람들의 규격에 강제로 맞춰져서 사회의 한 도구와 부품으로서 살아가는 것이다. 그렇게 된다면 삶의 모든 것이 다른 사람이나 사회의 기준에 강제될 수밖에 없다. 심지어는 행복과 삶의 의미까지도. 다른 사람에 의해 정해진 행복의 기준과 삶의 의미로 과연 우리가 행복해질 수 있을까?

 그런 삶, 타인에 의해 강제된 삶도 분명 존재하긴 했었다. 과거의 절대 빈곤 앞에서, 중세의 엄격한 신분제도 아래에서, 개인의 성장과 삶의 의미란 것은 사치일 뿐만 아니라 상상도 하지 못할 일이었다. 그런 절대적 현실의 어려움이 지금도 완전히 사라졌다고는 할 수 없다. 당장의 주의집중이 필요한 사람들에게는, 그것이 어떤 것이며, 어떤 이유에서 나타났으며, 어떻게 하는 것이 미래를 위해 좋은 일이라는 이야기는 그저 현실을 모르는 배부른 사람의 느긋한 이야기일 수밖에 없다. 그러나 현실에서 어쩔 수 없이 다급한 방법을 택하더라도, 우리가 처해 있는 집중력과 관련된 상황을 이해하고 있는지에 따라 미래는 달라질 수 있다. 모두가 더 자기만의 능력을 개발하고, 자기만의 행복의 기준을 만들어가는 미래가 왔으면 좋겠다. 지금 당장은 실행하지 못하더라도, 마음속에 지키고만 있어도 삶은 기회를 준다. 모두가 희망을 품고 살아갔으면 하는 바람에서, 이 책을 통해 정신력이란 것에 대해 생각해 보는 시간을 가졌으면 한다.

목차

Ⅰ : ADHD라고
알려져 있는 증상들   • 13

Ⅱ : ADHD의 원인으로
추정되는 것들   • 39

Ⅲ : ADHD의 진단   • 51

Ⅳ : ADHD 증상이
나타나는 상황들   • 71

V : 질병의 ADHD와
상황의 ADHD

• 147

VI : ADHD 상태를
개선하기 위하여

• 159

VII : 명상적 관점에서 본
ADHD

• 205

VIII : 한의학과 주의집중력

• 231

ADHD인 아이
ADHD처럼 보이는 아이

I

ADHD라고
알려져 있는 증상들

ADHD인 아이
ADHD처럼 보이는 아이

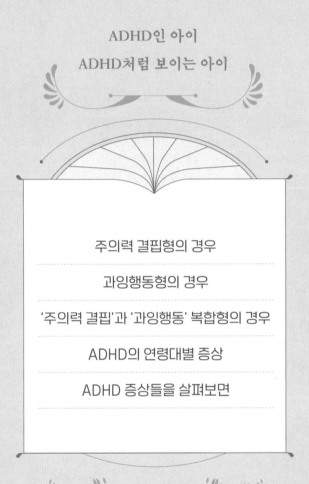

주의력 결핍형의 경우

과잉행동형의 경우

'주의력 결핍'과 '과잉행동' 복합형의 경우

ADHD의 연령대별 증상

ADHD 증상들을 살펴보면

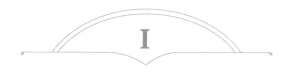

ADHD라고
알려져 있는 증상들

◇

　ADHD를 본격적으로 파고 들어가기 전에, 도대체 ADHD로 여겨지는 증상들이 무엇인지를 알아볼 필요가 있다. 주장하는 사람들마다 내용이 비슷하기도 하고 조금씩 다르기도 한데, 사실 미세하게 엇갈리는 부분들도 제법 있다. 그래서, 지금까지 나온 거의 모든 책들에서 말하는 ADHD의 증상을 종합해 보기로 한다. ADHD의 증상, 어떤 것이 ADHD인지, ADHD라면 성장하면서 어떻게 되는지 등을 말하는 모든 내용들을 종합해 보았다. 때로는 느낌을 살리기 위해 비슷비슷하게 중복되는 것들을 그대로 반복한 것들도 있다. 그런 내용들을 추려서 간단하게 만들지 않고, 동일한 내용인데 표현만 조금씩 다른 것들을 그대로 나열해 놓은 것은 나름대로 이유가 있다.

이 책을 끝까지 읽는다면 그 이유를 알 수 있을 것이다.

ADHD는 '주의력 결핍 과잉행동 장애'라고 부른다. 영어로 'Attention Deficit Hyperactivity Disorder'를 줄인 말이다, 'disorder'란 장애, 질환이라는 뜻으로 쓰였다. 그러므로 이 ADHD라는 병명, 즉 단어 자체가 '주의력 결핍'과 '과잉 행동'의 두 가지 특성을 더해서 만들어졌다. ADHD에는 '주의력이 결핍'되거나, '과잉행동'을 하거나, '주의력 결핍과 과잉행동'의 두 가지를 모두 나타내는 경우, 이렇게 세 가지 다른 형태의 행동유형이 있다.

그럼 어떤 행동과 모습을 보일 때 ADHD가 염려된다고 할까?

특별히 지적인 지체는 느끼지 못하는데 지시를 따르지 못하는 아이, 반복해서 주의를 줘도 효과가 없는 아이인 경우에는 일단 ADHD인지 의심을 해야 한다고 하는 것이 일반적이다.

1 나이에 맞지 않는 주의력 결핍, 충동성, 과잉행동을 보이는 경우. 즉, ADHD가 아닌 보통의 또래 아이들의 일반적인 모습과 다른 경우.

2 지속적으로 아이의 일상 기능에 문제를 초래하는 행동. 그렇지만 아이의 생활에 아주 가끔 작은 문제를 일으키긴 하지만 심각하게 방해를 주지 않을 정도의 공상이나 활발함은 ADHD의 증거로 생각하지 않는다.

3 이상행동들이 불충분한 보살핌, 신체의 부상, 학대, 방임, 질병 혹은 다른 환경적 요인에 의한 것이 아니라, 아이의 일상적인 행동인 경우. 아이가 가지고 있는 문제가 환경적 요인에 의한 것인지를 판별하는 방법은 아이

의 문제행동들이 집과 학교와 같은 하나 이상의 상황에 비슷하게 나타나는지를 관찰하는 것이다. 만약, 두 가지 상황에서 아이가 다르게 행동한다면 ADHD보다는 집안이나 부적절한 학급배정과 같은 환경적 원인에서 오는 스트레스일 가능성이 높다.

주의력 결핍형의 경우

1 자세한 사항에 주의를 하지 못하거나, 숙제, 일 또는 사람 활동에서 부주의한 실수를 한다.

2 과제나 놀이에서 주의를 집중하는 데 어려움을 자주 보인다.

3 직접적으로 말해도 듣는 것 같지 않아 보인다.

4 지시를 따르는 데 어려움을 보이고, 숙제나 과제수행에 어려움을 보인다.
   (반항하거나 지시를 알아듣지 못한 것이 이유가 아니다.)

5 과제를 여기저기에 늘어놓고 정리에 어려움을 보인다.

6 지속적인 집중을 요하는 과제(학교 과제)의 수행을 자주 회피하고, 싫어하고, 꺼려한다.

7 과제나 활동에 필요한 물건들(장난감, 과제물)을 자주 잃어버린다.

8 불필요한 자극에 의해서 쉽게 주의가 분산된다.

9 매일 해야 하는 일을 자주 잊어버린다.

주의력 결핍형은 학령기, 즉 초등학교 시절에 자주 발견되며 수업시간에 주의를 집중하지 못하고 지시를 이해하고 따르는 데 어려움을 보인다. 물건을 자주 잃어버리고 해야 하는 일을 자주 잊어버린다.

불안이 높고 고립적인 내향적 성격을 보이고, 정신운동 속도(정신이 흘러가는 속도)가 느리며 높은 학습장애 공존율을 보인다. 자기표현의 어려움도 보인다. 성인의 경우 주의력 결핍형은 자존감에 심한 상처를 주며 학습이나 과업 수행에 잦은 실패를 보인다.

무언가에 항상 주의를 빼앗긴 것처럼 보이지만, 과잉행동 문제를 보이지는 않는다. 아이는 자신에게 주어진 정보들을 굉장히 느리게 처리하며 심한 경우에는 학습장애, 불안, 혹은 우울증과 같은 증상을 보이는 경우도 있다.

> "아이가 늘 멍하게 있는 것 같아요. 내가 이야기할 때 반응이 전혀 없어서 도대체 듣고 있는지 알 수가 없어요. 어떨 땐 들은 것 같고, 어떨 땐 못 들은 것 같아요."

> "맨날 잃어버리고 다녀요. 학교 다니면서 벌써 우산, 지우개 등 학용품을 몇 개나 새로 샀는지 몰라요. 어디서 잃어버렸는지도 기억을 못해요."

> "아이에게 외출하기 위해 옷을 입으라고 하면, 옷도 안 입고 딴짓을 하고 있어요."

> "학교에서 들은 준비물이나 설명을 다 놓치기 때문에 다음날 학교 갈 때 뭘 준비해야 하는지 기억하지 못해요."

> "밤새 열심히 학습지를 풀어도, 다음 날이 되면 어디까지 했는지도 잊어버려요."

"학교에서는 '느림보', '학습부진아', '멍청이', '딴 세상에 가 있다'라고 불려요."

"학교에 데려다 주고 데려오지 않으면 오고 가는 데 시간이 너무 오래 걸려요. 학교에서는 이미 마쳤다고 하는데 가까운 거리를 한두 시간이나 걸려서 느릿느릿하게 와요."

주의력 결핍형 아이는 상황에 맞는 적절한 행동을 하지 못하고, 어리숙해 보일 수 있으며, 긴 시간 동안의 활동에는 꾸준히 협조적으로 참여하지 못한다. 또 주의분산되기 쉬우며, 활동을 잘 끝내지 못하고 또래 아이들보다 집중의 시간이 매우 짧다. 주변에서 일어나는 사건들의 중요한 면을 종종 눈치채지 못하고, 다른 아이들이 쉽게 하는 옷 입기, 세수하기, 등교준비 등을 잘하지 못하고, 주변 환경이 복잡하거나 다채로운 상황에서는 쉽게 혼동과 혼란을 느낀다.

고민이 될 정도의 학교 문제, 사회성 문제를 보이며, 정리 정돈이 어렵고, 숙제하는데 산만하고, 숙제를 어떻게 해야 하는지 듣지 못한 것처럼 우왕좌왕하고, 그렇기 때문에 어떻게 해야 하는지 몰라서 대충대충하게 된다. 꼼꼼하게 해서 주의를 집중해야 하는 일들은 처음부터 거부감을 보이며 하더라도 마치 딴청을 부리는 것처럼 비협조적으로 보이는 행동을 한다.

주의를 집중하는 것을 어려워하고 쉽게 산만해진다. 지금 하고 있는 일에 쉽게 흥미를 잃고 금방 시선을 돌려 다른 일에 관심을 보인다. 아이를 지켜보면 해야 하는 일을 시켰을 때 부주의해서 일어나는 실수를 하거나, 어떻게 해야 하는지 자세하게 설명을 해줄 때에는 잘 듣지 않고, 주의집중과 유지에 어려움을 보이는 등의 행동들을 관찰할 수 있다. 아이가 어떤 사실을 잘 잊어버리고 물건들을 자주 잃어버리며, 쉽게 주의산만해지고 시킨 것에 꾸준히 집중하지 못하고 금새 다른 물건이나 사건에 정신을 빼앗기고 주어진 일을 끝까지 마치지 못하는 것과 정리정돈을 잘 하지 못하는 것도 주의력 결핍형의 증거일 수도 있다. 아이가 학교에 가져간 가방의 내용물을 잘 정리하지 못하고 엉망진창이어서 부모가 꼭 확인해야 하는 경우도 주의력 결핍형의 증거라고 하겠다. 학교 갈 때 필요한 모든 것, 학용품이나 준비물뿐만 아니라 외출용 옷 등도 끊임없이 챙겨 줘야 해서 아침에 학교보내는 것이 쉽지 않을 때도 있다. 좀 더 오래 주의를 기울이고 집중해야 하는 상황을 아이가 피하는 것도 주의력 결핍형으로 볼수 있다.

주의력 결핍형은 세밀하게 주의를 기울이는 것이 어려워 수업 중에 어이없는 실수를 자주한다. 교사가 가르친 대로 하지 않고, 숙제나 공부, 그 밖의 과제를 대충 제멋대로 하거나, 지시와 안내를 무시하고 하다보니 끝내는 것이 어려운 경우가 많다. 이런 아이들은 상황에 맞는 집중력을 선택하는 것이 어렵다. 빠른 집중력의 전환이 어렵다. 놀 때에는 집중력이 좋지만 교실에 들어와서는 행동이 어색하다든지, 수업을 시작해도 아직도 운동장에 있는 것과 같이 흥분을 가라앉히고 차분해지는 것이 어렵다.

이런 주의력 결핍형 ADHD 아이들은 조금이라도 방해를 받는다면, 즉 주변에서 조그만 변화라도 일어나게 되면 집중을 유지하는 것이 어렵다. 일반적으로 교실은 아이들을 산만하게 할 여러 방해요인과 조건들, 그리고 사건들로 채워져 있기 때문에 이런 주의력 결핍형 ADHD 아이들이 집중력을 발휘하기에는 좋지 않다. 만약 이런 아이들이 아이 각각에 맞춤화된 환경조건 속에서 그에 걸맞는 교사와 소수의 인원으로 수업을 받게 된다면, 주의집중력 부족이 어느 정도는 개선될 수 있다. 또한 대체로 오후가 돼서 피곤해지면 집중력이 떨어진다. 쉽게 싫증을 내므로 또래 아이들이 간단히 할 수 있는 단순한 일에도 중도 포기를 자주 하기 때문에 정작 마무리 하기까지는 옆에서 계속 재촉해야 해서 오랜 시간이 걸린다. 이런 행동 특성은 보호자나 교사를 매우 지치게 하며, '손이 너무 많이 가는' 아이 라는 이야기를 듣기가 쉽다. 당연히 학교에서 약점으로 작용하여, 교사의 지시를 듣지 않고 공상에 빠진 것처럼 보이거나, 혼자만의 투명막을 치고 있는 것처럼 행동하기도 하고, 창밖의 먼 산을 멍하니 바라보고 있는 행동을 하기도 한다. 주의력 결핍형의 아이들은 다른 아이들을 주도적으로 방해하거나 집적대지는 않는 편이다.

과잉행동형의 경우

1 자리에 앉아있을 때 자주 몸을 움직인다.

2 수업 중 또는 앉아 있어야 하는 상황에서 자주 자리를 벗어난다.

3 조용히 해야 하는 상황에서 마음대로 돌아다니거나, 제지되지 않는 행동을 고집한다.

4 놀 때 조용히 하지 못하고 소리를 지르거나 몸을 들썩이는 등 행동이 과격하다.

5 건드리기만 하면 튀어나갈 것 같은 준비가 되어 있는 듯하다.

6 말을 너무 많이 한다. 묻지 않아도 혼자서 계속 대답한다.

7 질문이 끝나기도 전에 다 듣지도 않고 바로 대답한다.

8 자기 차례를 못 기다린다. 질서를 못 지킨다.

9 다른 사람들과 어울릴 때 주위의 반응을 돌아보지 못하고 자기 생각에 빠져 흥분해서 다른 사람들 말에 자주 끼어들거나 멋대로 행동한다.

만족 지연의 어려움을 보이고(유명한 마시멜로 실험과 관련된 내용으로, 뒷날의 더 큰 만족을 위해 현재의 만족을 포기하는 것을 말한다.) 즉각적인 보상이나 자극적인 것에만 흥미를 보인다. 기다리라는 말이 통하지 않는다. 자신의 말과 행동을 자신도 듣고 있거나 보고 있지 않는 듯하고 상대방을 배려하지 않고 행동한다. 대화가 아니라 혼자 연설하는 것 같다. 강요하는 것처럼 보이기도 한다.

대화하는 중에 상대의 말이 끝나기 전에 끼어들고, 질문이 끝나기 전에 대답하려고 끼어드는 경우가 많다. 자기 내키는 대로 상대방의 반응을 살피지 않고 행동을 한다.

친구들에게서 따돌림을 자주 당하고, 놀림과 비난의 대상이 되기도 한다. 놀이 집단의 규칙을 지키지 않는 데에 그 원인이 있다.

자신의 순서를 기다리는 것이 아주 어렵다.

수업 시간에 남들의 주목을 받는 것을 즐겨하고 그것을 위해서 더 소란스럽게 행동하기도 한다. 하고 있는 일에 자주 흥미를 잃고 도중에 금방 그만 두기도 한다.

과잉행동이나 충동성 통제의 어려움이 있으나 주의력 결핍이 다소 경미하기 때문에 학업기능은 정상 아동과 유사하다.

자리에 앉아있을 때 안절부절 못하고 꼼지락거리며, 자기 차례를 기다리는 일을 무척 어려워하고 체계적이지 못한 모습을 자주 보인다. 어릴 때에는 다른 사람들의 신체적 경계를 쉽게 침범하고 제지하는 것도 쉽지 않다. 육체적으로 매달리고 다른 사람을 지치게 하기도 한다. 여러 모임에서는 다른 사람들의 눈총의 대상이 되기도 하고, 사람을 지치게 하는 아이라는 말을 듣기도 한다. 성격 이상이나 품행장애를 의심받기도 한다.

과잉행동형의 경우 어린 시절 초반에는 큰 문제를 보이다가 청소년기 후반을 지나서부터는 점차 나아지기도 해서 어릴 때는 말썽쟁

이였다는 이야기를 들었다는 어른들이 이런 경우이다.

"차분할 때가 전혀 없어요. 식사를 다 할 때까지 앉아있게 하거나 식사 중간에도 차분하게 앉아있게 하기 힘들어요."

"자꾸만 대화에 끼어들어 방해를 해요. 하도 끼어들고 자기 이야기만 해서 같이 있는 사람들이 대화를 할 수가 없고, 조용히 있으라는 지시를 듣지도 않아요."

"움직이기 전에 먼저 주변을 돌아보지 않고 충동적으로 행동해서 교차로나 횡단보도에서 사고 날까 봐 항상 불안합니다. 다리의 난간, 높은 계단 등에서 아이와 같이 있으면 신경이 날카로워집니다."

"자기 멋대로 규칙을 만들고 내키는 대로 움직입니다. 다른 사람들이 같이 어울리기가 쉽지 않아요."

"같은 반 친구들이 아이를 싫어하고, 자기들 모임이나 생일파티에 초대하려고 하지 않아요. 아이는 친구들을 좋아하지만, 아이가 끼어들면 친구들은 자신들의 활동이 방해받았다고 생각하고, 제멋대로 하는 아이, 자기 좋은 것만 하는 이기적인 아이로 생각되어 언제나 혼자서 외롭게 지내게 되고, 고학년이 되면 이런 따돌림은 더 심해져요."

지나치게 활동적이서 집에서 마구 뛰어다니거나 가구 위로 올라가서 뛰어내리기도 하고, 먹는 동안이나 이야기를 듣는 중 가만히 앉아있지 못하고, 손님에게 내어 놓은 찻잔, 다과 등을 멋대로 만지기도 하고, 위험할 수 있는 물건들에 자주 손대거나, 손님의 물건에

허락없이 자주 손을 댄다.

종종 말을 많이 하고 대화 중간에 끼어들거나, 식사시간에 가만히 앉아있지 못하며, TV를 보면서 자주 움직이거나 주변사람을 방해하는 소리를 낸다. 다른 사람의 장난감이나 물건들을 만지면서 치댄다.

조용한 일을 해야 할 때 안정되지 못하고 몸을 비틀며, 다른 사람들을 방해하거나 괴롭혀서 불편한 분위기를 만든다. 만약 과잉행동 증상을 강제적으로 억제하려 들면 이러지도 저러지도 못하는 모습으로 바뀐다.

아이가 한자리에 가만히 앉아 있지 못하고 과제를 하는 중간에 계속 일어나려고 하며 뭔가를 끊임없이 만지작거리거나 움직이는데 그게 본인에게도 크게 의미가 없는 일인 경우가 많다. 자리에 앉아서 주의집중하는 것을 힘들어하면서도 항상 끊임없이 움직이는 모습을 보인다. 가만히 있지를 못한다. 다 함께 책 읽는 분위기 같은 것은 견디지 못한다.

생각하기 전에 행동을 해버린다. 아이가 자신의 순서를 기다리는 것을 힘들어한다. 때때로 아이가 자기 차례를 지키지 않고 참을성이 없다. 다른 사람들의 대화를 방해하거나 질문이 다 끝나기도 전에 불쑥 대답을 해버리기도 한다.

'주의력 결핍'과
'과잉행동' 복합형의 경우

행동 문제를 보이는 적대적 반항장애와 품행장애가 많고, 동시에 정서적인 고통을 경험하는 우울, 사회불안, 강박충동장애 등도 많다. 복합형의 경우 우울과 불안, 사회성 문제, 그리고 또래들에게 따돌림당하는 비율이 주의력 결핍형보다 많다. 주의력 결핍형의 경우 자기 주장을 하는 것을 어려워 하지만, 복합형의 경우 자기 내키는 대로 행동해서 또래로부터 집단 따돌림과 거절을 경험할 가능성이 높다. 어려서부터의 반복적인 실패와 따돌림을 경험할수록 청소년이나 성인이 된 후 많은 정신과적 장애(정서장애, 분노조절장애 등)와 반사회적 태도나 행동을 보일 가능성도 높다.

성인이 된 후에도 문제가 지속된다면 사회인으로서 살아가는 데 지장이 있을 수 있다. 이미 사회인이 되는 동안 필요한 준비를 못해 왔던 영향도 크다.

ADHD의 연령대별 증상

성장하면서 배워야 하는 것들과, 또래 친구들과의 관계를 통해서 익혀나가야 하는 사회생활의 기술들이 있다. ADHD는 이런 준비를 하는 데에 방해가 되고, 아이는 제대로 준비되지 않은 상태로 성인이 된다.

유아기

　유아기의 아동은 충동적이며 활동적이어서 대뇌 발달의 특성을 고려해 보면, 집중력 지속 시간이 길지 않아 정상아와 구분하는 것이 어렵다. 이 시기의 ADHD에 대한 진단은 매우 어렵다. 과잉행동이건 주의력 결핍이건 모두 정상적인 성장과정 중에서 보일 수 있기 때문이다. 즉, 발달 단계에 따라 수시로 변화하는 모습을 보이는 것이 이 시기의 특징이다. 수면이 불규칙하거나 주변 자극에 매우 민감한 경우도 있다. 또 신체의 협응능력이 부족하기도 하다. 유치원 시기가 되면서 조금씩 남다른 특징들이 보이기 시작한다. 과잉행동형은 또래에 비해 매우 활동량이 많으며, 친구들과 부딪힘이 잦거나, 규칙에 따르지 않고, 자기 마음대로 하려는 경우가 많이 발생하므로 이 시기에 일찍 발견되기도 하지만, 조용한 ADHD형은 초등학교에 입학해서야 드러나는 경우가 많다. 어느 쪽이건 성장하면서 다른 아이들과 소통하고, 질서를 인지하고, 협조적인 면이 나타나야 하는데, ADHD 아이들은 외부와의 소통이 늦게 발달하는 모습을 보인다.

학령기

　대부분 아이들은 학령기에 들어서 ADHD 진단을 많이 받는다. 부모들은 유치원 때까지는 아이들의 일반적인 산만함이라고 생각했던 것이 초등학교에 입학하면서 수업을 방해하고, 아이가 인지학습을 제대로 수행하지 못하는 모습을 보면서 의심을 하기 시작한다. 과거에는 과잉행동의 경우가 점점 줄어들고, 주의력 결핍증상은 점점 증가했지만 교실의 분위기가 자유로워지는 최근 상황에서는 오히려 과잉행동이 두드러지는 경우도 늘어나고 있다. 학령기 ADHD 아동 70%가 적어도 한 개 이상의 동반장애를 가지고 있으며, 가장 흔하게 나오는 동반장애는 적대적 반항장애, 불안장애 그리고 학습장애이다. 학습내용이 점점 어려워지면서 집중력 부족으로 잘 따라가지 못하며, 과목별 편차가 높아 자신이 좋아하는 과목에만 집중력을 보이고 좋아하지 않는 과목은 집중하기 힘든 경우가 있다. 동반장애의 경우 집중력 저하는 당연한 것이며, 이를 교실에서 아이 본인이 남들과 다르다고 느끼고, 선생님의 지적을 자주 받게 되면서 나타나는 것으로 보는 시각이 많다. 그러나 동반장애의 경우 ADHD 증상이 나타나기 전에 가정 내에서 이미 형성되기 시작했다고 볼 수도 있다. 일부 지능이 뛰어난 ADHD의 경우 저학년때는 잘 표시가 나지 않지만, 학년이 올라갈수록 문제점이 드러난다.

고학년 시기부터는 합병증이 나타나기 시작하는데, 충동성이 강한 아이의 경우 남의 말을 끊어 가며, 대화를 하려 하거나 줄을 서서 자기 순서가 오는 것을 기다리기 힘들어하는 등, 규칙에 반항하기도 하기도 한다. 사회성을 발달시키는 데에서 문제가 두드러지기 때문에 정신적, 사회적 기술을 발달시키는 것이 어렵다. 거짓말과 공격성을 특징으로 나타내고 신뢰감, 독립성, 사회관계, 책임감 등을 얻거나 유지하는 데 어려움을 가지는 것이 그것이다. 당연히 어려서는 증상이 없고, 초등학교 고학년부터 ADHD 증상이 나타난다면,

ADHD 문제가 맞는지 강하게 의심해 볼 필요가 있다.

청소년기

청소년기에 접어들면 뇌의 성장에 따라 소아기에 보이던 과잉행동은 차츰 좋아지는 양상을 보이지만, 주의력 결핍과 충동성은 여전히 나타나며, 주의집중력은 여전히 낮아서 학업에 문제가 생긴다. 이는 뇌의 성장으로 보기도 하지만 사회적 제약(선생님과 친구들)에 의한 것도 크다. 과잉행동은 보다 정교해진 학교 질서에 의해 억제되지만 상대적으로 조용한 ADHD — 주의집중력 저하 쪽으로 아이들이 도피하는 경향을 보이기 때문이다. 유아기와 학령기를 거치면서 소통에 문제가 생기고, 사회적 기술을 발달시키지 못했던 것이 계속해서 영향을 미치게 된다. 유아기의 사회적 기술과 학령기의 기술, 청소년기의 소통 기술이 모두 다르기 때문에 자기 나이에 맞는 기술을 배우지 못하면, 계속해서 뒤처지게 된다. 이렇게 되면 충동 조절 능력도 여전히 자신의 연령대에 비해 부족하기 때문에 눈치가 없거나, 딴짓을 하는 경우가 흔하다. 잡념이 많고 집중시간이 짧아서 기간 안에 과제를 마치지 못하기도 한다. 그러므로 주변에서 좋은 평가를 받는 경우가 드물다. 사춘기의 질풍노도 시기와 맞물려 대인관계의 장애, 자존감의 저하, 학업 성적의 저하 등으로 이어져 정신적으로 매우 불안정해질 수 있으며, 주위 사람들의 꾸지람과 부정적 평가 때문에 우울장애, 불안장애를 갖게 될 수도 있다.

ADHD 증상들을 살펴보면

ADHD라고 일반적으로 부르는 증상들에 대해 알아보았다. 거의 모든 자료들을 종합한 것이기에, 증상에 대해서는 덧붙일 만한 내용이 거의 없을 것이다. ADHD 증상에 대한 설명들을 살펴보면, 여러 사람들의 연구와 노력의 결과물인 만큼 정말 좋은 관찰들이 많다. 하지만 읽고 또 읽고 자세히, 천천히 곱씹어 보면 누구나 의문을 가질 수밖에 없는 부분들이 보일 것이다. 그건 이 ADHD를 말하는 사람들, ADHD라고 다른 사람을 진단하는 사람들조차 스스로 분명히 밝히지 못하거나, 정리하지 못한 부분이 있다는 것이다.

ADHD란 도대체 무엇일까? 집중력과 관련된 병명 또는 증상의 이름이라는 것은 알겠다. 그러나 이 집중력이란 것이 도대체 무엇인가. 단순히 무언가 목표를 정해서 열심히 바라보고 있거나, 그 일을 집행하고 있으면 집중력이 "있다"고 말하는 것일까? 집중력이 "있다", "없다"라는 것을 어떻게 결정할 것인가. 판단을 내리는 사람이 어느 문화권에 속해 있는지에 따라 결과가 달라질 가능성은 없을까? 큰 범주에서의 문화권이라는 개념을 제외하고, 개별적이고 직접적인 현장 상황에서 진단을 내리는 사람들, 또는 의심하는 사람들, 학교 선생님, 유치원 선생님, 심리상담사, 정신과 의사, 그리고 보호자가 어떤 사람인지에 따라 진단의 결과라는 것이 달라질 수 있지 않을까? 이런 의문을 가져 보았을까? 궁극적인 질문은, 인간의 집중력이란 것은 어떤 것이며, 집중력이란 과연 일정하게 작동하는 것인가 하는 것이다. 여기서 더 나아가서, 인간은 왜 남의 말을 들을까에 대해서도 생각을 해 보아야 한다.

앞서 ADHD의 증상에 대한 설명들을 기억하는가? 천천히 보면, 거의 비슷비슷한 내용들이 계속해서 반복되고 있다. 이런 설명들을 만약 간략하게 줄이고자 한다면, 주의력 결핍형, 과잉행동형, 주의력 결핍과 과잉행동 복합형의 세 가지를 지금 설명의 1/10 분량으로 줄이는 것도 충분히 가능하다. 그런데 왜 비슷비슷한 말들을 반복해서 하고 있는 것일까? 고혈압이나 당뇨, 갑상선 질환처럼 딱 떨어지는 기준을 설정할 수가 없고, 진단하는 사람의 애매한 느낌을 기준으로 하기 때문에 이런 일이 벌어지게 되는 것이다.

이렇게 조금씩 변주를 주면서 반복되고 있는 설명들을 집중력과 관련해서 크게 분류해 보면 1) 남이 시키는 것, 즉 사회가 요구하는 것에 대한 협조나 순응 2) 본인이 자발적으로 필요하다고 판단되는 행동을 지속적으로 할 수 있는 것, 이렇게 분류할 수 있겠다. 그런데 이건 어른의 경우이고, 아이의 경우 실제 상황에서는 부모의 말을 듣느냐 듣지 않느냐로 ADHD인지 아닌지를 분류하고 나누고 있는 것을 알 수 있다. 앞에서 몇 페이지에 걸쳐 나열한 ADHD 증상의 경우는 꽤 복잡한 것 같지만 다음의 두 가지 경우로 간단하게 요약해 볼 수 있다.

1. 부모나 사회가 하라는 것을 하지 않는 것

2. 부모나 사회가 하지 말라는 것을 하는 것

즉, 요구하는 행동을 하지 않는 것이냐, 아니면 금지하는 행동을 하는 것이냐가 ADHD라는 행동적 특성을 모두 표현하는 것이다. 이것을 또 다르게 표현한다면, 부모와 사회가 요구하는 바를 따르느냐, 말을 듣느냐 하는 것이며, 순종적이냐, 협조적이냐 하는 부분과도 결합이 된다. 더구나 그 요구하는 행동이나 금지하는 행동 자체는 거의 모두가 교육과 관련이 되어 있다. 마치 애완견의 품행을 교육시킬 때처럼, 때와 장소에 맞지 않는 행동을 하거나, 요구되는 행동을 하지 않을 때 ADHD라는 이름을 붙여서 '장애'라는 딱지가 붙게 된다. ADHD와 관련된 행동들을 잘 보라. "게임을 재밌게 해라", "잘 뛰어 놀아라", "친구들이 뛰어놀고 있을 때 혼자서 앉아있지 말고 같이 어울려라" 등의 내용은 전혀 없다. 일반적으로 통용되고, 부모들이 원하는, ADHD의 대척점에 서 있는 단어는 '모범생'이다. '모범생'은 어떤 아이들일까? 뛰어난 자질을 가진 아이들일까? 그렇지 않다. 모범생 아이들의 가장 큰 특징은 순응이다. 다른 사람의 요구와 지시, 때로는 암묵적인 분위기에도 미리 반응해서 따르는 것, 협조하는 것, 남들이 원하지 않는 선을 넘어가지 않는 것이 모범생이다. 그럼 왜 ADHD라고 의심받는 아이들은 요구하는 행동을 따르지 못하거나 따르려고 하지 않고, 금지하는 행동을 계속하고 참지 않을까? 왜 말을 듣지 않는 것일까?

요구하는 말을 듣지 않는, 지시를 따르지 않는 어른―성인이 있다면, 그들에게는 항상 이유가 있다. 아니면 적어도 그들이 왜 그러는지, 왜 요구에 따르지 않는지, 그 이유가 무엇인지 정도는 생각하게 된다. 강제적으로 누군가에게 내가 원하는 것을 시킬 수가 없기 때문에 상대방이 나의 지시나 요구를 따르게 하기 위해 상대의 상황과 성향을 파악하려고 한다. 나의 요구를 수용할 준비가 되어 있나. 너무 피곤하지는 않은가. 개인적으로 복잡한 상황에 처해 있지는 않은가. 본인이 내가 요구하는 바에 흥미를 느끼고 있나. 또는 이 일의 중요성을 인식하고 있는가 등등. 어쨌든 상대방에게 우리는 주의를 기울이게 된다. 우리가 의도하든 의도하지 않든 간에, 그래야 우리는 누군가의 협조를 얻어 낼 수 있기 때문이다.

그러나 ADHD라고 진단받거나 의심받는 아이들뿐만 아니라, 일반적인 아이들의 경우에도 부모들이 아이를 파악하려고 노력하는 사람들을 보는 경우는 드물다.

부모가 원한다 ➜ 부모는 지시한다 ➜ 아이는 따라야 한다

그냥 위와 같은 단순하고도 한 방향을 지시하는 도식이 그대로 적용되며, 왜 그래야 하는지 생각해 보는 경우는 드물다. 어쩌면 강아지를 키우는 것보다 못하다는 생각이 들 때도 있다. 강아지를 키우거나 훈련시킬 때에는, 이 강아지는 어떤 종이며, 한 번에 하는 훈련 시간은 얼마 정도가 적당한지, 식사나 산책 같은 것이 강아지의 훈

련 집중도에 미치는 영향 등을 고려하게 된다. 그러나 아이를 키우는 부모들은 대부분

시킨다 → 말을 듣는다, 지시를 이행한다.

이런 일련의 과정에 전혀 의문을 품지 않는다. '아이들에게 부모는 당연히 시키고 지시하며, 아이는 그것을 따른다. 이것은 해가 지고 달이 뜨는 것처럼 자연스러운 것이다'라고 생각하지, 여기에 대해서는 전혀 의문을 품지 않는 것을 너무 자주 목격한다. 지시를 따르는 것이 인간이라는 종의 새끼 시절 특성이라고 여기고 있다. 특히 본인이 순응적으로 자라난 사람들은 부모의 말을 듣지 않는 아이를 마치 미지의 외계인을 만난 것처럼, 아니면 동물의 새끼를 키우고 있는 것처럼 정신적 충격으로 받아들이는 경우도 있다.

물론 부모들 중에서 자유롭게 자랐거나, 반항이라도 해 본 사람들은 아이가 말을 듣지 않거나 과잉행동을 하면, "어릴 때는 다 그래" 하는 식으로 생각하는 사람들도 있다. 그러나 이런 사람들도 자칭 전문가라 불리는 정신과 의사, 상담사 등을 만나게 되면 여지 없이 "보호자의 생각은 잘못되어 있다"라는 지적과 설득을 당하게 된다. 여기서 우리가 또 한 가지 생각해 봐야 하는 것은, 정신과 의사와 학교 선생님, 상담사 등은 전형적인 모범생들이라는 것이다. 이 사람들 자체가 부모가 지시하는 것에 의문을 품거나 거부하는 것을 해본 적이 없는 사람들일 확률이 무척 높다. 부모가 원하는 것을 수용

하고, 인정의 눈빛이나 몸짓을 받고 거기서 만족감을 느끼는 순응적인 사람들이 공부를 하게 되고, 결국 그런 직업에 종사하게 될 확률이 매우 매우 높다. 그러니 이 사람들은 아이가 왜 말을 듣지 않는지를 태생적으로 이해하지 못하는 경우가 많을 것이라고 당연히 예측할 수 있다. 즉, 아이와 다른 성향의 사람들이 이 아이에 대해서 평가를 할 가능성이 높고, 이런 기본적인 성향의 차이는 교육이나 학습으로 극복하기 쉽지 않은 면이 있다. 성인 대 성인의 상황이라면 정신과 의사나 상담사가 환자에게는 자신이 모르는 부분이 있다는 것을 어느 정도 감안하고 진단을 내릴지 몰라도, 아이에 대해서는 본인들이 정답을 가지고 있다는 식으로 생각하는 경우를 본다. 인생에 정답이 있는가? "삶에는 정답이 없다"라는 것이 정답인데, 부모의 지시에 맹목적으로 따르고, 당시의 사회가 인정하는 가치에 대해 비판 없이 받아들이면서 성장해 왔던 사람들이 현재의 사회적 규범을 따르지 않는 아이들을 교화의 대상으로 보는 것은 당연한 일이다. 그래서 부모의 지시를 따르지 않거나, 따르지 못하는 것으로 보이는 아이들은 당연히 ADHD의 진단을 내려받는 것이다.

사실 아이들이 부모의 지시를 따르지 않는 것과 따르지 못하는 것을 구별하기가 쉽지 않다. 어쨌든 ADHD란 집중을 하지 못하는 상태 또는 현황, 현재의 상태를 말함인데, 이것이 어쩌다 보니 집중을 못하는, 집중을 할 수 없는 낮은 지적 능력치를 의미하는 것처럼 바뀌게 되었다. 그럼 일시적인—가변적인—상황에 따라 다르게 반응하는, 집중력 조절의 어려움과, 집중을 할 수 없을 정도의 낮은 수준의 지적 능력치(장애)는 어떻게 구분할 수 있을까?

다시 ADHD의 증상이라고 되어 있는 부분들을 살펴보면, 너무 모호하고 애매한 표현들이 많다. 저런 증상들이 얼마 동안 지속되어야 ADHD인가? 인생의 한때에 우연히 나타날 수 있는 증상들이 대단히 많이 나열되어 있고, 어디서 어디까지가 ADHD이고, 어디를 벗어나면 ADHD가 아닌지, 그 경계는 항상 일정한지, 경계선이 출렁이지는 않는지, ADHD란 병명 자체가 유동적인 것을 말하는지, 아니면 확고부동하며 고정적인 생물학적이고도 기질적인 것인지는 증상의 나열만으로는 알 수가 없다. 말 그대로 의심하는 단계 정도의 설명들이고, 앞으로도 그럴 것이라는 증거가 될 수 있는 단서는 하나도 없다. ADHD라고 진단할 수 있으려면, 앞으로도 계속 그럴 것이라는 추정, 아니 확신이 있어야만 한다. 그러나 이런 증상 설명들에는 그런 내용은 없다. 그러니 애매모호한 것이며, ADHD가 실재로 존재하느냐는 의문도 불러일으키는 것이다.

숱한 ADHD 전문가들도 항상 말하고 있다. ADHD의 문제를 갖고 있는 경우 이차적인 동반장애가 있는 경우가 흔하다고 말이다. 동반장애란 ADHD 증상과 같이 나타나는 다른 증상들을 말하는 것으로, 정서장애, 행동장애를 말한다. ADHD와 동반된다고 하는 장애들은 예를 들어 적대적 반항장애, 불안장애, 우울장애, 학습장애, 강박장애, 틱장애, 자폐스펙트럼장애, 발달적 협응장애 등의 문제가 있으며, 이런 동반장애들이 심해지면 나중에는 약물이나 흡연, 도박 등에 빠지게 될 확률이 높다고 말한다.

이는 ADHD와 동반장애가 같이 있다, 함께 존재한다고 설명하는 것으로, 동반장애라는 것은 원래 인지기능의 불안정을 포함하는 것이다. 동반장애는 인지기능의 저하, 주의집중력의 불안정이 그 한 증상 중의 하나이다. 즉, ADHD가 실재로 존재하는 것이라면, 그 원인은 오히려 동반장애일 가능성이 클 수도 있다는 생각을 해 볼 수도 있다.

그렇다면 ADHD를 진단하는 과정 중에 정신과에서 충분히 감별이 되지 않을까 하고 생각할 수도 있지만, 우울증, 불안장애, 강박장애, 틱장애, 과잉긴장 등의 상황에서 인지가 어느 정도 제한되고 영향을 받는지는 충분히 연구되어 있지 않다.

그러므로, 아쉽게도 ADHD가 먼저 일어난 것인지, 동반장애가 주된 것인지는 뚜렷하게 구분하지 못하고 있다. 아직까지는 아이의 우울증, 불안장애, 과잉긴장 등을 필요한 만큼 세분화해서 진단하지 못하고 있기 때문이다.

현재의 ADHD는 앞서 설명한 대로, 어떤 상황에서건 아이가 협조적인지 아닌지를 주요한 증상으로 분류하기 때문이다. 이것이 현재의 ADHD 증상 설명의 핵심이다.

ADHD인 아이
ADHD처럼 보이는 아이

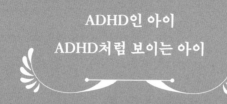

— Ⅱ —

ADHD의 원인으로
추정되는 것들

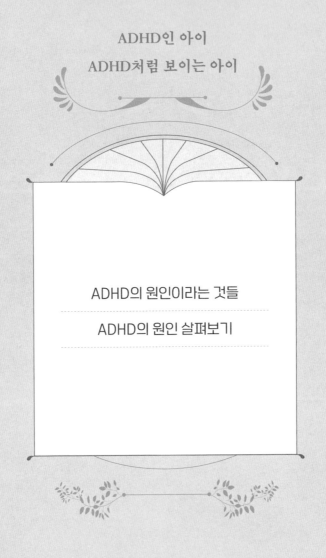

ADHD인 아이
ADHD처럼 보이는 아이

ADHD의 원인이라는 것들

ADHD의 원인 살펴보기

ADHD의 원인으로
추정되는 것들

◇

ADHD의 원인이라는 것들

ADHD를 진단하고, 그 결과를 믿을 수 있게 분류하는 기준선, 즉 정상과 ADHD의 경계선이 모호하고 애매하다는 것은 차차 다시 이야기하더라도 그럼 도대체 이런 ADHD의 원인이라고 주장되고 있는 것들에는 무엇이 있을까?

역시 원인이 언급된 거의 모든 자료들을 모아서 정리해 보면 다음과 같다.

· 신경해부학적 요인: 가장 흔하게 들을 수 있는 설명으로 전전두엽
  (prefrontal lobes), 기저핵(basal ganglia), 소뇌(cerebellum)의 구조와 기능

의 차이 때문이라고 설명한다. 정상적인 아이들보다 ADHD 아이들은 전전두엽의 크기도 작고, 비활성화되어 있다고 설명한다.

- 신경전달물질의 불균형: 도파민이나 노르에피네프린 등의 불균형으로 인해 생긴 뇌기능의 저하가 원인이라고 한다.

- 심리사회적 원인: 성장기의 좋지 않은 가정환경 등으로 인해 겪게 된 일종의 정신적 외상이 두뇌 발달을 저해하게 되어서 생긴 것이라고 설명하는 방식이다.

- 환경적인 요인: 어머니가 임신 중에 흡연이나 음주, 스트레스, 또는 유해한 화학물질에 노출이 되어서 이 문제들이 어떤 식으로든 신경계에 영향을 미쳤다고 설명한다.

- 식품첨가제: 방부제나 인공색소 등이 과잉행동을 유발한다. 이런 물질들이 아이들을 지나치게 흥분시킨다고 설명한다.

- 환경오염: 대기오염이 심한 지역일수록 ADHD 문제를 갖고 있는 비율이 높다고 한다.

이런 원인들을 주장하는 쪽에서도 아직까지 정확한 원인은 잘 모른다고 하며, 여러 가지 복합적인 요소들이 섞여서 발생한다고 설명한다.

여기까지 ADHD의 증상과 원인에 대해서 일반적으로 말하는 것들을 들어봤다면, 이제 어떤 살펴볼 점이 있는지 한번 짚어볼 필요가 있다. 왜냐면, 이 ADHD 진단이라는 것 자체가 한 인간의 인생이 막 시작되려는 시기에 낙인을 찍는 것과 같기 때문이다. 그러므로 보다 정확해야 하고, 진단받는 본인이나, 가족들 모두에게 명확하게 이해되어야만 한다.

ADHD의 원인 살펴보기

- 신경해부학적 요인: 가장 흔하게 들을 수 있는 설명으로 전전두엽 (prefrontal lobes), 기저핵(basal ganglia), 소뇌(cerebellum)의 구조와 기능의 차이 때문이라고 설명한다. 정상적인 아이들보다 ADHD 아이들은 전전두엽의 크기도 작고, 비활성화되어 있다고 설명한다.

→ 이 원인 설명이 안정적으로 작동하려면(이 원인이 맞다면), 바로 원인을 알면 증상이 나타날 것도 알 수가 있어야 한다. 원인에 따른 진단이 가능해야 한다. 전전두엽과 기저핵, 소뇌의 구조와 크기 등을 검진할 수 있는 방법이 있어야 하고, 그 방법은 정상/비정상을 확실히 구분할 수 있어야 한다. 좀 더 쉽게 풀이해 보면, 어떤 사람이라도 전전두엽과 기저핵, 소뇌 등을 검사해 보면 ADHD인지 아닌지 판단이 가능해야 한다. 그러나 그런 방법도 없고, 작다/크다라고 판단하는 규격도 없다. 진단의 기준이 없는 것이다. 설사 전전두엽이 구조적으로 작아 보인다 하더라도 ADHD가 아닌 경우도 많다. 그러니 신경 해부학적 요인이라는 것도, ADHD 아이들은 이런 경우도 한두 케이스 정도는 있더라 하는 정도 수준의 설명밖에는 안 되는 것이다. 또한 실제로 전전두엽이 위축이 되어 있다 하더라도, 꼭

ADHD에 의해서 되는 것이 아니라 정신적 외상 등에 의해서도 뇌는 일부 위축이 일어나기도 한다. 그러므로 원인이라고 설명되고, 진단으로서의 가치를 인정받기에는 부족함이 있다. 만약 이 설명이 어렵게 느껴진다면, ADHD 상담을 받으러 간 병원에서, 뇌의 MRI 검사를 하자고 했는지를 기억해 보면 된다. 간단하지 않은가? 이 원인이 맞다면 복잡하게 설문지나 상담 등을 할 필요가 없다. 단순히 MRI만 해보면 진단을 내릴 수 있으니까. 역시 그런 병원은 한 군데도 없다. 왜냐면 원인이 아니기 때문이다. 이 이유로 ADHD 증상이 나타나는 것을 설명할 수 없다는 뜻이다.

- 신경전달물질의 불균형: 도파민이나 노르에피네프린 등의 불균형으로 인해 생긴 뇌기능의 저하가 원인이라고 한다.

→ 신경전달물질의 문제라는 연구 결과들은 많다. 그러나 바로 앞의 신경해부학적 원인이라는 설명과 마찬가지로, 도파민, 세로토닌, 노르에피네프린 등의 수치 검사를 하고 ADHD를 진단하는 경우도 없다. 결국 신경전달물질의 이상이라는 것은 허상에 가깝다. ADHD뿐만이 아니다. 우울증, 불안장애, 수면장애 등 거의 모든 정신과 질환에서, 신경전달물질 검사를 하고 그 결과에 따라 진단이나 처방을 받은 경우를 본적이 있는가? 신경전달물질의 문제라고 하면서 신경전달물질을 조절하는 약을 처방받는다. 그러면서도 신경전달물질의 검사는 또 하지 않는다. 혈압약을 처방받으면서 혈압을 재

지 않고, 당뇨약을 처방받으면서 당수치는 검사하지 않는다. 코로나 확진 판정은 내리면서 정작 검사는 없다. 가볍게 보면 눈치를 채지 못하고 스쳐 지나갈 수 있는 부분이지만 찬찬히 보면 완전한 오류에 가깝다. 사실, 신경전달물질이 어느 정도 부족한지, 부족한 것들이 경우에 따라 어느 정도 좋지 않은 영향을 미치고 있는지 검사하는 방법 자체가 없다. 과학적으로 보이지만 현실에서는 전혀 쓸모없거나 잘못 적용되고 있는 분석이다.

- 심리사회적 원인: 성장기의 좋지 않은 가정환경 등으로 인해 겪게 된 일종의 정신적 외상이 두뇌 발달을 저해하게 되어서 생긴 것이라고 설명하는 방식이다.

→ 이것은 충분히 합리적인 설명이라고 할 수 있다. 그러나 역시 모든 ADHD 산업의 관련자들이 본인들 스스로도 명확하게 분류하지 못하고 있는 영역, 즉 ADHD가 영구적이냐 반영구적인 것이냐, 또는 지적인 능력, 그 본질 자체의 문제인가, 아니면 지적인 능력이 발휘될 수 없는 상태의 문제인가 하는 ADHD의 전방위에 걸쳐 있는 고민과 관련이 되어 있는 원인 설명이라고 할 수 있다. 정신적 외상이 두뇌 발달을 저해해서 생긴 것이라면 이렇게 저하된 두뇌 발달은 회복될 수 없는 것인가? 아니면 다시 정신적 외상을 극복하고 정서에 좋은 환경을 제공하면 두뇌가 다시 원상태로 회복될 수 있는 것인가? 이 심리사회적 원인에 대한 고민이야말로 ADHD 진단의 중요

한 쟁점을 모두 포함하고 있는 것이다. 심리사회적 원인이 두뇌발달을 저해했다고 하지만, 역시 저해된 두뇌발달은 무엇을 근거로 하고 있는가? 증거가 있을까? 아니다. 증상이 나타나면, 두뇌발달이 저해되었을 것이라 생각하고, 그 두뇌발달이 저해되었다는 증거는 다시 되돌아서 역시 증상이 나타난 것이라고 한다. 연구 자체는 앞으로 발전할 가능성이 높지만, 현재로서의 가치는, '사주가 나쁘다'라는 정도의 설명밖에는 안 된다.

- **환경적인 요인**: 어머니가 임신 중에 흡연이나 음주, 스트레스, 또는 유해한 화학물질에 노출이 되어서 이 문제들이 어떤 식으로든 신경계에 영향을 미쳤다고 설명한다.

→ 앞서의 심리사회적인 원인에 대한 설명과 의미를 공유하는 부분이 많은 요인으로, 분명 좋지 않은 화학물질들은 두뇌의 안정적인 활동에 영향을 미친다. 일반적인 어른들도 담배, 음주, 마약, 그 외 향정신성약품 들에 취했을 때 인지와 집중력에 많은 차이를 보이는 것처럼, 태아기에 유해한 물질에 노출되었다면 당연히 영향을 받았을 것으로 추정된다. 하지만 이 설명이 당사자에게 실천적인 의미를 가지려면 얼마만큼 영향을 받았는지 표준화된 추정이 가능해야 한다. 즉, 임신 중 어느 정도의 유해물질(술, 담배, 스트레스 등 포함)에 노출되었을 때 어떤 정도의 문제를 일으킨다는 공식을 산출해 내는 것은 불가능하다. 왜냐면 일상생활은 술, 담배뿐만 아니라 심리적, 사

회적, 경제적 환경에 의한 영향을 공유받는 것이기 때문이다. 또한 이런 유해물질에 의한 자극으로 인해 신경계가 받은 영향이 복구 가능한 것인가? 아니면 그렇지 않은 것일까? 하는 논의도 원인에 대한 설명이 있었다면 반드시 따라야 하는 것이다. 그러나 "그런 것은 아직 모른다. 밝혀져 있지 않다"라는 것은 "모르겠다"라는 표현을 좀 더 책임회피형으로 세련되게 다듬은 것에 지나지 않는다. 학문적으로는 이제 연구가 출발하는 시작점이라는 뜻에서 의미가 있지만, 막상 우리 아이에게 닥친 문제를 해결하려고 할 때에는 별로 도움이 되지 않는다.

- **식품첨가제: 방부제나 인공색소 등이 과잉행동을 유발한다. 이런 물질들이 아이들을 지나치게 흥분시킨다고 설명한다.**

→ 방부제, 인공색소 등이 인간을 흥분시키거나 인지를 불안정하게 하고 흐리게 하는 등의 근거 자료들은 충분하다. 그러나 일반적으로 ADHD로 진단받거나 오해받는 아이들은 긴 시간 동안 집중이 안 되거나 흥분되어 있는 상태를 보이므로, 일반적이고 첫 번째로 의심되어지는 원인이라고 말할 수는 없다. 즉, 주된 원인이 아니라고 보고, 이런 물질들은 조금 자제시키는 것이 필요하며, 그것이 도움이 될 가능성도 있다는 정도의 주의를 기울이면 된다.

- 환경오염: 대기오염이 심한 지역일수록 ADHD 문제를 갖고 있는 비율이 높다고 한다.

→ 분명히 환경오염, 특히 대기오염이 심한 지역에서는 ADHD 문제를 갖고 있는 비율이 높다. 그러나 이것으로 아동의 ADHD 원인이 전적으로 대기오염 때문이라고 말할 수는 없다. 분명 대기오염이 심한 곳에서는 인지의 저하가 나타난다. 연구에 의하면 큰 도로에서 50m 이내에 거주하는 사람들은 치매 확률이 훨씬 더 높아진다고 한다. IT나 첨단 연구과제를 수행하는 연구기관들이 왜 실리콘밸리 같은 곳에 위치하고 있을까? 이 사람들은 공해가 심한 공업지역에서는 연구를 할 수 없어서일까? 당연히 그렇다. 정확히는, 연구를 할 수는 있지만 연구의 효율이 떨어지게 된다. 인간의 모든 생명 조직의 활동들은 '작동한다—작동하지 아니한다'의 수준이 아니라, 낮은 레벨에서부터 높은 레벨까지 다채로운 스펙트럼을 보여주는 활동을 하고 있다. 여기에 작용하는 것들이 환경(물리적, 심리적 포함이지만)이며, 이 중에서도 흡입하는 공기의 질은 매우 중요하다. 만약 지하 탄광의 끝에서 물리학자나 수학자들에게 과제를 해석하라고 하면 신선한 공기가 있는 곳과 같은 결과를 가져올까? 절대 그렇지 못할 것이다. 그러므로 환경오염이 집중력을 떨어뜨린다는 것은 일견 타당한 것으로 보인다. 하지만 여기서도 이 ADHD라는 상황을 바라보는 관점 자체가 모호하다는 것을 알 수 있다. 대기오염이 심한 곳은 어떤 곳일까? 대체로 소음도 심하고, 그 외 정서적 자극도 심

한 곳이라는 것을 알 수가 있다. 즉, 사회 심리적 요인과, 그 외 다른 환경적 요인들과 구분해서, 대기오염이 얼마나 독립적인 작용을 하는지, 대기오염만의 ADHD에 대한 가산점을 구분할 수는 없는 일이다. 그러니 내 아이의 ADHD 진단에 대기오염이 얼마나 작용했는지는 알 수 없는 기준이며, 적용될 수도 없는 일이다. 역시 이런 대기질로 인한 ADHD가 원인이라면, 공기가 좋은 곳으로 환경을 이동하면 ADHD가 치료되는 것인가? 그렇다면 ADHD는 고정된 질병이 아니라, 단순히 집중을 할 수 없는 상태에 지나지 않는다는 말인데, 그런 언급은 이 설명에 존재하지 않는다.

이런 모든 원인에 대한 설들을 살펴보지 않아도, 이미 ADHD의 원인은 밝혀지지 않았다는 것이 정설이다. 여러 가지의 원인들이 상호작용한다고 말하는 것은 주론에 지나지 않으며, 실제로 당신의 아이가 ADHD인지 아니면 단순히 지금 여러모로 어려운 상황에 빠져서 도움을 기다리고 있는지를 판단할 근거가 되어 주지는 못한다.

또한 ADHD의 원인에 대한 여러 가설들을 종합해 보면, 여기서도 크게 두 가지 분류로 나뉜다. 영구적으로 기능장애를 일으켰다고 생각되는 원인들과, 일시적으로 기능장애를 유발시키고 있는 원인들로 나뉘게 된다. 즉, 원인을 연구하다 보면, ADHD라는 질병, 즉 주의집중력이 부족하고 과잉행동을 하는 이런 증상에는, 영구적인 것과, 일시적인 것이 있지 않을까 하는 추정을 하게 된다. 보호자들이

ADHD 문제에 처음 부딪혔을 때 갖는 의문이 그런 것이다. 우리 아이의 문제가, 내가 어떤 부분을 바꿔서 변화될 수 있는 부분인가, 아니면 그 너머의 문제인가 하는 것이다. 당연히 정신과에서는 부모의 탓도 아니며, 부모의 탓이나 부모의 영향도 아니니, 부모가 할 수 있는 부분도 없고, 이는 시간의 흐름에 따른 자연적인 환경변화로도 개선 되어지지 않는 문제이므로, 정신과 약물 치료를 받아야 한다는 설명을 하고 있다. 그래서 증상과 원인에 대한 부모의 심사숙고가 필요하게 되는 것이다. ADHD는 여러 변수에 의해 발생한 시기적인 현상일까 아니면 물질적으로 이미 신경구조가 변화되어 버렸거나, 구조적 문제 때문에 자체적으로는 발달하거나 개선되어질 수 없는 신체적 장애일까?

ADHD인 아이
ADHD처럼 보이는 아이

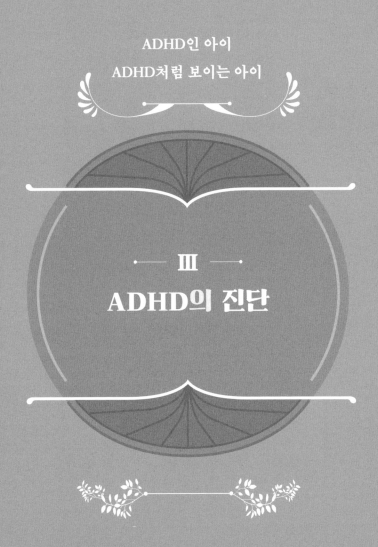

― Ⅲ ―
ADHD의 진단

ADHD인 아이
ADHD처럼 보이는 아이

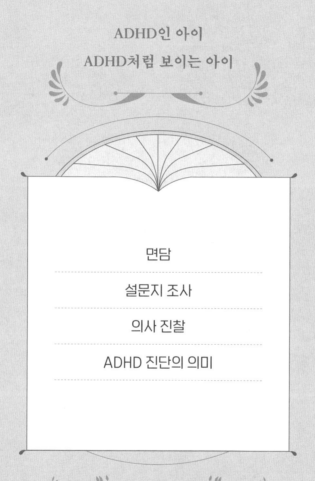

면담

설문지 조사

의사 진찰

ADHD 진단의 의미

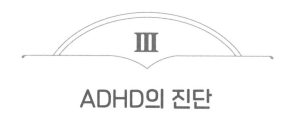

ADHD의 진단

◇

이처럼 ADHD의 원인이 불명확하고, ADHD의 정의 자체도 혼란스러운 상내에서 ADHD는 그동안 어떻게 진단되어 왔던 것일까. 지금까지의 진단 방식을 알아보면 크게 다음과 같다.

1 면담

2 설문지 조사

3 의사 진찰(면담, 설문지 등을 포함한 보고서의 종합)

면담

면담이란 아동을 정신과 의사가 살핀다는 뜻은 아니다. ADHD로 의심되는, 또는 의뢰가 들어온 대상자(주로 아이)를 관찰해 온 부모나 학교 선생님, 심리상담사 등의 이야기를 듣는다는 것이다. 즉, 부모나 학교 선생님을 면담한다는 뜻이다. 여기서는 주로 부모나 선생님의 역할이 크다. 한국에서는 아이가 학습지나 과제물을 잘 하지 않는 경우, 부모(주로 어머니)가 지시하는 활동들(특히 등교 준비와 관련된)을 느리게 하거나 그 시간에 다른 활동을 하는 경우에 부모들은 의문을 갖게 된다. 왜 말을 듣지 않을까? 왜 지시사항을 따르지 않을까? '나는 클 때 그러지 않았는데' 하는 생각이 이런 곳에서부터 출발하여 주위의 같은 학부모들이나 친구들에게서 정보를 얻게 된다. 말을 듣지 않는 아이들은 이상한 아이들이라는 생각이 기본으로 바닥에 깔려 있게 된다. 또 다른 하나는 학교 선생님이 이 문제의 불씨를 지피는 경우이다. 아이가 수업시간에 선생님 이야기에 집중을 하지 않고 멍하게 있거나, 아니면 끊임없이 활발하게 움직이면 본인의 경험과, 그 반의 평균적인 상태에 비해서 지나치다고 생각되는 경우에는 부모에게 알리게 된다. "아이가 좀 이상한 거 같아요. 검사를 받아 보시는 게 어떨까요?" 결국 부모와 선생님의 공통된 목표는 아이를 통제하는 것이며, 아이를 통제하는 것이 보통의 경우보다 힘이 들면, 어떤 식으로든 이 상황을 해결하려고 한다. 면담이란 이런 부모나 선생님의 이야기를 들어보는 것이다. 그리고 이것이 가장 중요한 ADHD 진단의 근거가 된다. 재밌지 않은가? 병원에 가서 검사를 받아보라고 하고, 검사를 받아보면 알 수 있을 것이라고 생각하지만,

정작 그 검사에서 가장 중요한 것은 아이 주변인들이 아이에 대해 말하는 내용이라는 것을. 좀 더 쉽게 풀이하자면, 면담 시에 어떤 목소리로, 어떤 표정으로, 어떤 감정으로 이야기하는지에 따라 진단내용이 달라질 수 있다는 것이다.

설문지 조사

설문지 조사란 ADHD가 의심되는 아이들이 얼마나 주의집중력을 발휘하고 있는지를 테스트하는 설문지 검사와, 아이들의 심리발달 상태를 알아보는 테스트 두 종류가 있다. 병원에 따라 여러 종류의 검사가 있지만, 좀 더 대중적인 것들만 골라서 알아보자. 이 분야에도 전문가들이 있고, 그들 또한 존중되어야 마땅하지만, 일단은 검사의 종류와 간단한 형식적 내용만 알아보자.

주의집중력을 검사하는 것

한국 ADHD 진단 검사(K-ADHDDS)

국내 최초의 전국 규모로 표준화된 검사이며 3 ~ 23세 아동 및 청소년에게 활용된다. 이 검사는 과잉행동, 충동성, 부주의 등 3개의 하위검사로 나누어져있고 평정자가 채점을 해서 점수가 어디에 속하는지에 따라 ADHD의 심한 정도를 판별하게 된다. 검사 시간은 5~10분 정도 소요된다.

| 한국어판 ADHD 평정 척도(K-ARS) |

역시 아동의 부모나 교사가 평가하는 것으로 18개의 문항으로 되어있다. 여기에 어떻게 답하는지에 따라 ADHD를 판단하는 것이다. 그런데 실제로는 ADHD를 진단하는 것이 아니다. 지금 아이가 어떤 모습, 어떤 행동을 보이고 있는지를 물어보는 것이다.

| 한국판 아동 행동 체크리스트(K-CBCL) |

정서행동장애를 선별하기 위한 것으로 사회능력 척도와 문제행동 증후군 척도로 나뉜다.

사회능력 척도는 다시 사회성 척도, 학업수행 척도, 총사회능력 척도 등으로 세분화 된다. 문제행동증후군 척도는 위축, 신체증상, 불안/우울, 사회적 미성숙, 사고의 문제, 주의집중 문제, 비행, 공격성, 내재화 문제, 외현화 문제, 총 문제행동, 성 문제, 정서불안정으로 구성되어 있고, 당연히 모두 설문 문항으로 되어있다. 답지를 점수 매겨서 평가한다.

| CAT(종합주의력 검사) |

주의력을 평가하는 것이 목적이긴 하지만 테스트의 구체적인 내용은 PC 화면을 보면서 화면과 음성으로 나타나는 지시를 제대로 이행하는지를 평가하는 형식이다. 제대로 반응하는 데 걸린 시간의 평균, 틀린 비율 등을 고려해서 정상, 경계, 저하를 검사가 끝난 후 프로그램이 자동으로 평가해서 결과지를 출력해 준다. 단순 주의력 검사 두 가지(시각, 청각), 억제지속주의력, 작업기억력, 분할주의력 검사로 구성되어 있다.

아동의 심리발달 상태를 알아보는 것

일반적으로 풀 배터리 검사(종합심리검사)라고 부르는 것이 있다. 꼭 ADHD의 진단이 목적이 아니더라도 아이의 현재 상태에 대해서 어떻게라도 정보를 얻기 위해서 만들어진 여러 검사들을 모은 것이다. 대략적인 종류는 다음과 같다.

웩슬러지능검사(아동 K-wisc-4)

언어이해, 지각추론, 작업기억, 처리속도로 나누어 지능을 측정하며 잠재학습능력과 행동특성들을 파악한다.

다면적인성검사(MMPI-2)

대상자의 성격적 특성과 경향, 현재의 심리상태, 비정상적인 심리상태와의 구별 등을 목적으로 만들어져 있으며 역시 설문지 작성이 그 검사방법이다.

문장완성검사(SCT)

미완성된 문장을 제시하여 그 문장을 완성할 수 있도록 유도한다. 개인의 욕구 상태와, 부모나 친구, 지인 등 주변사람들에 대한 태도나 신념, 공상 등을 알 수 있다.

| 그림검사(HTP) |

집, 나무, 사람을 각각 그려서 성격과 행동, 대인관계 등을 파악한다.

| 벤더게슈탈트검사(BGT) |

지각왜곡의 징후 및 발달적 성숙과 관련된 시각―운동능력을 측정한다.

| 동적가족화검사(KFD) |

종이에 자신을 포함한 가족이 무엇을 하고 있는지 그린다. 가족 안에서의 상호작용과 역동성 등을 파악한다.

| 투사검사(TAT) |

구조화되거나 혹은 정형화되지 않은 애매모호한 자극을 제시해서 응답자의 다양한 반응을 유도, 분석하는 것으로 특히 대인관계의 갈등과 욕구를 알아보는 검사이다.

| 로르샤흐검사(Rorschach inkblot test) |

불규칙한 잉크 반점을 보여주고 상대방의 인지 및 정서 상태를 알아보는 방법이다.

의사 진찰(면담, 설문지 등을 포함한 보고서의 종합)

ADHD 전문 의사를 만날 때 보호자나 성인 ADHD 환자 본인들은 진찰 시간에 의사가 자신의 아동이나, 본인을 관찰해서 정확한 진단을 내려줄 것이라 기대하는 심리가 있다. 마치 혈액검사나 MRI 결과지를 앞에 놓고 보면서, "당신은 이러이러한 병입니다"라고 선언해 주기를 기대하는 것과 같다. 그러나 진찰·진료 시간에 의사가 환자를 보는 것만으로는 ADHD를 밝혀낼 수는 없다. 즉, 구별해 낼 수 없다. 행동이나 외견상으로 ADHD라고 알아보는 방법이 없다는 것이다. 이것이 얼마나 중요한 부분인가 하면, 결국 ADHD라고 진단 내리는 근거는 보호자나 학교 선생님의 진술, 그리고 여러 설문지 검사의 결과 등을 종합해서 하는 것이지, 진료실에서 아이를 보고 판단을 내리는 것이 아니라는 것이다.

정신과 의사는 일반인과 달라서 아이를 척 보면 판단할 수 있다고 보는가? 진찰실에서 아이를 봐서는 ADHD 진단을 내릴 수 "없다"라는 것이 정신과학회의 정설이다. 이것은 다른 사람의 평판을 들어서 그 사람을 평가하겠다는 것과 다를 바가 없다. 아이를 보는 것은 ADHD 진단에서 그리 '비중이 높지 않다'는 뜻이며, 아이를 보든 안 보든 진단의 결과는 달라지지 않는다는 것이다. 만약 의사의 ADHD 진단이 신뢰성을 가지려면, 부모가 어떻게 생각하건, 학교 선생님이 무엇이라 적어줬건 간에, 설문지 검사 결과가 아이에 대해 어떤 보고서로 올라왔든지 그 모든 종합적인 내용에 반대하는 의사의 경험이 담긴 진단이 나오는 경우도 있어야 한다. 이것이 의미하는 중요한 점은, 현재의 ADHD 진료에서, 정신과 의사는 질병으로서의 ADHD에 대해서 진단하는 것이 아니라, 최근 또는 길다고 해봐야 지난 수년간의 아이의 상태에 대한 판정만을 한다는 사실이다.

ADHD 진단의 의미

지금까지 ADHD를 어떻게 진단하는지를 살펴보았다. 위의 방법들은 대단히 총명한 사람들이 오랜 시간 동안 협업해서 만들어 온 결과물이다. 당연히 나름의 체계성을 가지고 있고, 이런 방식에 도움을 구하는 것은 불가피한 면도 있다. 그러나 우리는 긍정적인 면만 보고 덜컥 믿어버려서는 곤란하다. 그래서는 앞으로 나아갈 수가 없기 때문이다. 일단 여기서 기억해야 하는 점은, ADHD는 원인을 찾아서 확정하는 병명이 아니라는 것이다. 다른 대부분의 질병들과는 다르다. 정신과의 다른 질병들과 마찬가지로, 이 진단에서 가장 중요한 것은 진술—상황에 대한 설명이다. 일반적인 우울증, 불안장애, 수면장애, 조울증 등의 질병들은 환자 또는 환자라고 주장하는 사람들이 호소하거나 설명하는 증상에 의존해서 진단된다. 즉, 환자들이 내가 특정 증상이 불편하다고 하면 그런 증상을 대표적으로 호소하는 질병명을 붙여주는 형식이다. 거의 대부분의 진단근거가 환자들의 진술이고, 일부는 보호자의 이야기가 참고가 되기도 한다.

만약, 우울증과 불안장애가 같이 있는 사람이(이런 경우는 굉장히 흔하다. 정신과 증상들은 거의 여러 증상들이 함께하는 경우가 대부분이다.) 불안함에 대한 괴로움을 진료시간에 주로 많이 이야기하면 불안장애가 되는 것이고, 우울감을 주로 이야기하면 우울증 진단과 그에 해당하는 약을 처방받는 식이다. 설마 환자의 진술에만 의존하겠냐고? 정신과나 심리상담센터에서 심리검사를 하는 것은 무엇이냐고 질문할지도 모르겠다. 그러나 여러 심리검사들은 모두 설문지의 형태이다. 즉, 환자의 진술을 좀 더 반복적으로, 또 세분화해서 서류로 물어보는 것일 뿐이다. 구두로 하는 증상 호소냐 아니면 문서로 하는 것이냐가 다를 뿐이다. 또 어떤 사람들은 말한다. "여러 군데에서 설문검사를 했는데 다 비슷하게 나왔다. 그러니 신뢰성이 있는 것이 아닌가? 무슨 문제가 있다고 이러는 것인가?", "이런 진단과정에 대한 당신의 문제 제기와 설명들은 무슨 의미가 있는가?"라고. 미리 답변을 하자면 중요한 의미가 있다.

여러 군데에서 심리검사를 했는데 비슷하게 나왔다고 해서 심리검사가 믿을 만하다는 근거는 사실 없다. 결국엔 검사에 응하는 사람이 답하는 것이기 때문이다. 반복적으로 유사한 결론이 났다는 것은 나름대로 의미가 있다. 이 설문지의 종류들 자체가 어떠한 체계를 갖추려고 노력했다는 점에서는. 그러나 설문지들이 일관되고 체계적인 동일한 흐름을 타는 종류라는 것이, 이 사람의 내면세계를 얼마나 반영했는지를 결정하지는 않는다. 심리검사가 그 사람을 얼마나 반영할까? 만약 정확도가 100%라고 한다면, 우리는 이 심리검사 결과지만 보고도 환자를 재구성할 수 있어야 한다. 과연 그러한가? 이런 부분에 대해서 우리가 의문을 가지지 않게 된 것은, 이것이

독점적인 방식이기 때문이다. 다른 선택지가 없기 때문에 비교 우위를 논할 대상이 없다는 것이다. 만약 우리가 우주를 맨눈으로만 봤다면(광학망원경 포함) 그것이 우주의 전체일까? 우주를 정확히 판단하는 것일까? 가시광선으로 보는 우주 말고 다른 우주를 보고 싶다면, 적외선, 자외선, X선, 감마선으로 보는 우주망원경이 있고, 전파망원경도 있다. 중력파 관측 방식도 있다. 이런 여러 면을 모두 종합해도 우주의 실체를 보지는 못한다. 가시광선으로 보는 것만이 꼭 대표성이 있고 진실일까? 그러니 보호자(부모)가 아이를 바라보는 시선, 교사가 바라보는 시선, 기타 미국에서 개발된 설문지들이 아이를 제대로 반영할 수 있을까?

공개된 여러 설문지 중의 한 문항을 참고해 본다.

"과제나 놀이를 할 때 지속적으로 주의집중하는 데 어려움이 있다"

→ 이 문장에 다음 네 가지의 경우로 답을 한다.

전혀 그렇지 않다, 때때로 그렇다, 자주 그렇다, 매우 자주 그렇다

거의 모든 설문지들이 위와 같은 형식의 질문들을 반복하고 있다. 이런 형식의 설문지들은 실제로 부모의 경험과 시각을 종합하는 데에는 의미가 있다. 그러나 이 설문지들이 실제 생활현장에서 누군가에게 ADHD라는 진단을 내릴 수 있는 근거가 되지는 못한다. 왜냐면 부모나 교사 모두 인간이기 때문이다. 이런 검사(실제로는 설문)로 얻을 수 있는 것은 부모나 교사가 이 아이를 어떻게 생각하고 있는가 하는 것

이다. 즉, 부모나 교사의 특성, 생각을 드러내는 것에 오히려 가깝다.

우리 주변에서 이와 비슷한 경우를 찾아보자. 친구나 지인에 대한 평가는 사람들 사이에서 일치하는가? 친구나 지인들이 나에 대해 갖는 평가는 어떤가? 그들은 나의 능력을 객관적으로 평가하고 있는가? 내가 인생의 극히 어려운 시기를 지나가고 있을 때 만난 사람들의 나에 대한 평가는 가장 안정기에 있는 나를 평가한 사람들과 어떤 차이가 있을까? 그 둘의 평가는 동일할까? 부모나 교사가 부정적인 사람이었을 때와, 긍정적인 사람이었을 때의 차이는 없을까? 원래는 긍정적인 사람이지만 지금 좋지 않은 상황에 있다면? 결국 이런 설문지에 의한 평가 결과는 상당히 제한된 부분에 대해서만 신뢰성을 갖고 있다. 실제로 그런지, 그렇지 않은지는 아무도 모르는 일이다. 믿을 수 있다고 생각한다면, 현재 상태의 일정한 경향성 정도일 것이다. 이 설문지로 특정 인물을 재구성할 수는 없다는 이야기이다.

다른 질문을 해본다면, 이 설문지의 결과는 이 사람의 내면을 얼마나 자세하게 반영하고 있을까? 하는 것이다. 최근 10여 년간 사람들의 지식수준은 과거의 지적인 발전 속도에 비해 엄청나게 큰 폭으로 증가해왔다. 이런 부분들은 설문지에 대한 응답에 영향을 미치지 않았을까? 그 부분도 고려해 볼 필요는 있다. 예전처럼 단순하게 대답하는 사람들이 아닐 것이며, 이미 어른뿐만 아니라 어린이들도 이런 질문이 자신의 어떤 점을 알아보거나 유도하려고 하는지 알기 시작했다. 그러므로 계속해서 설문지 자체도 사람들의 변화에 맞춰서 업데이트되어야 하는 것이다. 변화는 빠르지만 반영은 느리다.

또 다른 문제점은 '압박 면접'에 대한 것이다. '압박 면접'이란 다소 압박적인 상황에서 지원자의 판단력, 상황대응력, 의사소통능력 등을 검증하기 위한 면접 방식으로 응시자에게 연속된 질문을 던지거나, 곤란한 질문을 받은 상황에서 임기응변, 자제력, 순발력, 상황 대처, 감정변화 등을 살펴보는 것이다. 심리검사와 압박 면접이 무슨 상관이 있냐고 생각할 수도 있지만, 만약 아이가 어리거나, 심리적으로 위축되어 있는 경우에는 심리평가를 받는 그 대면상황 자체, 그리고 병원 환경 자체가 검사 결과에 상당한 영향을 끼칠 수 있다. 이런 요인에는 상담사, 검사실의 인테리어, 병원의 크기, 부모의 심리 상태와 같은 것들이 포함된다. 성인들 중에서도 유능하지만 압박 면접에 유달리 약한 모습을 보이는 사람들도 있고, 압박 면접에서 발생하는 감정적 고통에 둔감한 기질의 사람들은 자신의 능력보다 고평가를 받는 경우도 있어서 압박 면접의 효용성에 대해선 논란이 계속 일어나고 있다. 이런 변화는 창의성을 중시하는 미래 산업의 발전 추세와도 관련이 있다. 과거의 직장 풍경처럼 지시받은 것을 충실하게 문제의 제기 없이 이행하는 것이 선호되는 것에서, 현재는 보다 창의성을 발휘하는 것이 사회적으로 높은 평가를 받는 쪽으로 바뀌고 있는 것이 변화의 바탕이다.

심리검사라는 산업에서 아이들에 대한 배려를 하지 않는다는 것은 아니다. 심리 검사지를 만들고, 평가하는 데에는 기준이 있으며 자체적으로 객관성을 유지하려고 애쓰고 있는 것이 사실이다. 또한 유능한 임상심리사가 좀 더 정확한 결과를 이끌어 낼 수 있고, 임상심리사가 누구인지, 또 그 사람의 컨디션에 따라 결과도 조금씩 달라질 수 있다는 것도 알고 있다. 결과지보다 훨씬 복잡한 일이고 많은 사람들이 노력하고 있는 중이다. 그렇지만, 아쉽게도 엄밀히 말하면 자체 기준, 자체 평가에 의한 것이며, 같은 직종 내에서의 평가와 비판은 존재할지 몰라도, 다른 외부인의 평가와 경쟁은 사실상 없는 것과 같다. 좀 더 발전할 필요가 있고, 발전 가능성도 충분히 있다는 이야기이며, 아이의 정신적 세계와 능력을 읽어내는 것이 그만큼 어렵다는 뜻이기도 하다.

이제 CAT 검사에 대해서 생각해 볼 순서이다. 일반적으로 종합심리검사와 한국형 ADHD 설문지 작성 등을 한 이후에 CAT 검사를 하는 경우도 많다. CAT 검사라는 것은 한국에서 자체 개발한 것으로 해피마인드라는 회사의 상품이다. 아동의 주의력 검사를 목적으로 만들어져서 현재는 성인의 주의력 검사까지 확장된 형태이며, 단순선택주의력검사(시각), 단순선택주의력검사(청각), 억제지속주의력검사, 간섭선택주의력검사, 분할주의력검사, 작업기억력검사 이렇게 6가지 파트로 되어있다. 검사 내용은 간단한 편이다. 지능을 사용하는 것―머리를 쓰는 내용은 거의 없다. 주로 단순한 화면을 보면서, 지시에 따라 반복적인 행동을 하는 것이다. 간단한 지시가 반복적으로 계속 나오고, 이것을 얼마나 빨리 놓치지 않고 따르느냐에 따라 평가를 받게 된다. 구체적인 검사의 내용을 설명하기는 어려운데, 이는 너무 단순한 반복이기 때문이다. 이런 시험들을 모아서, 반응 시간, 오류 횟수 등 통계를 만들어 내는 것으로, 평균치에서 벗어나면 저하 판정을 내리게 된다. 검사 자체가 오류가 있지는 않다. 다만 임상에서 보면, 심리검사와 마찬가지로 CAT 검사를 하는 환경 자체가 얼마나 편안한지에 따라 아이들은 영향을 받는다. 병원에 도착해서 충분히 안정된 다음 검사를 하러 들어갔는지, 전날 잠은 충분히 잤는지, 건강 상태는 어떤지에 의해서도 영향을 받으며, 검사실 자체를 압박감이 느껴지도록 구성하면 저하 판정 자체도 증가를 시킬 수도 있다.

결국 앞에서 압박 면접을 이야기 했듯이 CAT 검사 자체도 분위기에 영향을 받는다. 당연한 이야기겠지만, 심리검사, CAT 검사 등은 엑스레이나 MRI, 혈액 검사와 근본적으로 다르다. 판정의 변화 폭이 크다. 엑스레이, MRI 등이 풍경을 카메라로 촬영한 것이라면, 심리검사 등은 풍경을 본 사람의 말을 듣고 경치를 그리는 것과 같다. 일종의 몽타주와 같다고 볼 수 있다. 더구나 CAT에서 우리가 본질적으로 주목해야 하는 것은, 이 검사가 주의력을 평가 할 수 있지만, 그 평가가 절대적인 것이 아니라는 점이다. 절대적이 아니라는 것은 바로 지금 이 순간의 집중 결과를 판단하는 것이지 그 대상자가 가지고 있는 집중하는 능력, 또 지난 시간 동안의 집중력의 평균, 절대적인 집중력을 판정하는 것이 아니라는 것이다. 이 또한 가장 중요한 대목이다.

현재 ADHD의 진단은 설문지를 통한 부모와 교사의 진술, 종합심리검사와 CAT를 통한 아동의 평가, 그리고 이 모든 것을 종합하는 의사의 결론 이렇게 구성되어진다. 그중에서도 CAT는 객관적 진단에 해당하는 항목이다. 그렇다면 ADHD가 좋아지고 있다, 좋아졌다, 앞으로도 좋아질 것이라고 하는 것은 어떻게 평가하는 것일까? 역시 종합심리검사와 설문지, 그리고 CAT를 통한 종합적 평가가 뒤따르는 것일까? 아쉽지만 그렇지 않다. 물론 이후 다시 검사를 진행하는 경우가 없지는 않지만, 이 CAT 검사를 반복적으로 하는 것이 아이의 상태가 좋아졌다, 나빠졌다는 것을 평가하지는 못한다. 즉 CAT 검사는 현재―바로 지금 이 순간에 얼마나 집중했는지를 평가하는 것이다. 이 순간의 집중력을 평가하는 것도 아니다. 집중력을 평가하는 검사는 없다. 말장난처럼 들리지만 지능이 바로 그렇다. 지능 자체를 평가하는 것은 불가능하다. 단지 여러 문제를 들이밀어서 지능이 어떻게 움직이는지, 대응하는지 평가하는 방법밖에는 없다. 심리와 관련된 모든 검사도 마찬가지이다. 심리 자체는 모른다. 다만 이런 저런 질문에 현재 어떻게 반응하는지만을 알 수 있을 뿐이다. 이런 개념이 중요한 이유는 현재 ADHD 관련 진단과 치료에서 가장 모호한 부분이 집중력 장애라는 것이 현상인가 장애인가 하는 부분이기 때문이다. 실제로 ADHD일까봐, 또는 ADHD라고 진단받아서 고통스러운 사람들, 그들의 보호자들에게 가장 중요한 것이 무엇일까? 그것은 선천적인 것일까 아니면 후천적인 것일까 하는 사실이다.

ADHD와 관련해서는 현재 많은 책들이 나오고 있다. ADHD란 없다는 내용의 책들도 있고, 치료를 집중적으로 해야 된다는 책들도 많다. 그러나 어느 이야기들도 가장 중요한 부분에 대한 감별점 자체가 없다. 이 문제가 일시적인 것일까? 즉, 어떤 이유에서든지 아이의 본래 지능이나 능력과는 상관없이 외부적 조건에 의해서 생긴 것인가, 아니면 원래 발달장애처럼 지적으로 집중을 못하는 아이일까? 영구적일까? 이런 의문이 ADHD가 의심되는 본인과 주변사람들에게는 가장 답답한 부분들일 것이다. 그러나 어느 의사, 심리상담사도 이런 문제에 대해서는 시원하게 이야기를 해주지 못한다. 왜 그러는 것일까? 이유는 단순하다. 본인들도 잘 모르기 때문이다. 지적인 장애처럼 주의집중을 못하는 능력장애인가. 아니면 ADHD처럼 보이는(주의 집중을 하지 못하는) 어떤 알지 못하는 상황 속에 있는 것일까. 이 질문 자체도 이해하지 못하거나, 머릿속에서 명확히 구분하지 못하고 있는 전문가들도 많아 보인다.

특히나 성인 ADHD로 진단 받은 사람들 중에는 현재의 업무에 본인의 집중도가 '떨어진다'는 것이 이유의 전부인 사람들도 있다. 그런 경우에는

1 지금까지는 괜찮았는데 갑자기 집중이 안 되기 시작했다. 혹시 나에게 ADHD가 생겼을까?

2 사회에 나와서 직장을 다니기 시작했는데 도저히 업무에 집중을 할 수가

없다. 내가 원래 ADHD 였던 것이 아닐까?

이런 고민들이 대부분으로 보인다. 이런 사람들 중에는 뒤늦게 자기가 ADHD임을 알게되었다고 커밍아웃 하는 경우도 있다. 여기서 본인들 스스로도 혼동하고 있는 부분들이 보인다. 원래 집중능력에 결함이 있는데 어떻게 버티고 버텨서 여기까지는 왔지만 한계에 부딪혔나, 아니면 최근에 집중능력에 결함이 생겼나, 원래 있던 문제였는데 더 이상 숨기기 어려운 것인가, 아니면 최근에 발병한 것인가. 자기 문제임에도 스스로도 정확하게 판단하기가 어렵다. 이렇게 어른들도 자기 자신에 대해서 뚜렷한 기준이 없는데, 상황의 결정권에서 제외되고, 밀려나 있는 아이들의 의견 같은 건 애초에 ADHD의 진단과 고려 대상에서 완전 예외인 것이 놀랄 일이 아니다.

그럼 왜 이런 기초적인 질문 자체와, 질문을 할 수 있는 환경이 애초에 형성이 되어 있지 않았을까? 그건 이 ADHD 열풍의 근거라고 할 수 있는 것이, 지금 집중력이 높은 상태이냐 아니냐 하는 것밖에는 없기 때문이다. 다른 조건들 모두를 무시하고, 일단 무조건 현재의 과제를 해결해야 한다는 급박함이 그 배경이기도 하다. 그리고 그 결과도 문화적, 환경적으로 진단—시험에 응하는 사람들을 전혀 배려하지 않은 테스트에 의해 결정된다는 점에서 애초에 모순적이라고 할 수밖에 없다. 이는 애초에 집중력이라는 그 자체에 대해서 깊이 생각해 보지 않아서 발생하는 문제가 아닐까 싶다. 운동능력과 마찬가지로 집중력 또한 인간의 모든 능력과 같아서 항상 일정하지가 않다. 그래서 항상 기복이 있을 수밖에 없다. 아무리 뛰어난 축구 선수라고 하더라도 매 경기 골을 넣을 수는 없고, 아무리 컨트롤이 좋은 투수라고 하더라도 실투가 있고, 경기마다 기복은 있을 수밖에 없다. 이런 경우는 일정 범주 안에서의 변화이며 그 범위를 벗어나는 것이 ADHD라는 반론도 충분히 존재할 수 있다. 그 반론도 결국 되돌아와서, 그럼 다시 기복이 없어지면 ADHD가 치료된 것인가 아니면 ADHD가 잠복되어 있다고 할 것인가 하는 질문 앞에서는 힘을 잃고 무의미해진다. 결국 인간의 집중력이라는 것, 그리고 그것이 어떤 상황에서 변화될 수 있는지를 살펴볼 차례가 되었다.

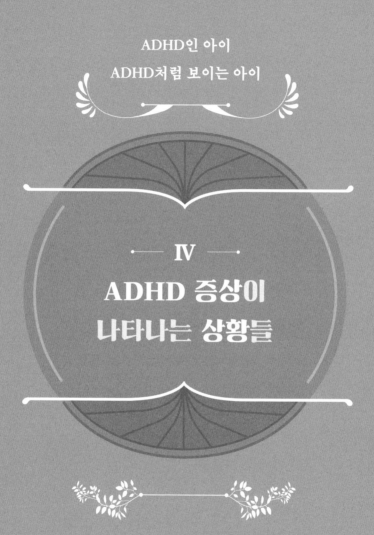

ADHD인 아이
ADHD처럼 보이는 아이

— IV —

ADHD 증상이
나타나는 상황들

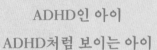

ADHD인 아이
ADHD처럼 보이는 아이

집중력의 3원소

육체적 상태: 오장육부는 단단해야 한다.

정서적 상태: 정서적 뇌는 활달해야 한다.

이성적 상태: 지적인 훈련은 언제라도 부족하다.

그 외 환경의 조건

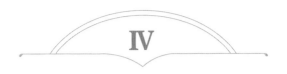

ADHD 증상이
나타나는 상황들

◇

집중력의 3 원소(육체와 정서와 지성)

빛의 3원색

빛의 3원색이란 적색, 청색, 녹색을 말한다. 흔히 RGB라고 하는 것으로, 이 색들을 어떻게 조합하느냐에 따라 여러 가지 다양한 색깔들을 표현할 수 있다. 우리가 사용하는 TV나 컴퓨터의 모니터 등이 이런 원리에 의해 여러 색을 표현하고 있다. 각각의 색이 하나하나의 변수가 되어서 조합을 통해 다양한 색상을 만들어낸다.

집중력이란 하나의 단일한 어떤 것이 아니다. 집중력이라고 규정지을 수 있는 단일한 정신능력이 존재하는 것도 아니다.

$$1+1=2, 2+2=4, 3+3=6$$

만약 위의 연산을 푼다면, 표면상으로는 하나의 단일 능력처럼 보여지기도 한다. 수리연산능력이란 이름을 붙이면 적당하겠다. 그러나 단순한 1+1 = 2라는 문제를 읽고 답을 만들어내는 데에도 인체의 여러 세포들이 작용을 하게 된다. 굉장히 단순하게 분류해도, 이 문제를 읽어 내는 초기단계까지만 해도, 안구의 여러 조직 → 시신경 → 대뇌의 시각피질 이렇게 된다. 단순하게 보이지만 각각의 이름 아래 존재하는 세포의 수와 구조의 복잡함은 책 한 권으로도 다 표현이 안 될 정도로 복잡하다. 이런 모든 것들이 함께 활동해서 만들어지는 것이 우리의 시야이다.

집단과 군중의 활동은 일정할 수가 없다. 항상 출렁이며 변화할 수 밖에는 없다. 유동적이다. 잔디밭에서 네잎 클로버 찾기를 상상해 보자. 찾기가 쉬울까? 금방 찾았다고 하더라도 눈으로 보면서도 놓치고만 네잎 클로버는 전혀 없었을까? 그 잔디밭에 존재하는 네잎 클로버는 모두 찾았을까? 기분이 좋을 때나 체력이 나쁠 때나 항상 일정하게 찾을 수 있고, 놓치지 않는가? 만약 그런 사람이 있다면 그 사람은 심마니를 꼭 해보기를 권한다. 항상 일정한 시각 능력과 분석 능력, 즉 시각집중력을 가진 사람이라면 숲속에서 산삼을 찾는 것은 너무 쉬울 것이다. 집안에서 자동차의 키나 지갑을 잃어버린 경험이 있을 것이다. 눈앞에 보면서도 지나친 경우는 없을까? 결론은 '상당히 많다'이다. 이런 현상도 과학적으로 밝혀져 있다. 설명이 체계적으로 되어 있다. 그 설명이 오늘 나한테 일어난 일을 100% 정확하게 설명해 줄 수 있다는 것은 보장할 수 없지만, 어쨌든 '인간의 능력은 일정하게 꾸준히 발휘될 수는 없다'는 것은 뚜렷하고 명확하다. 시각 능력 하나만도 이런 상황에서, 과연 집중력이란 어떨까? 이는 시각처리 능력보다 훨씬 넓은 영역의 신호, 다량의 신호를 받아들이고 해석하고 대처하는 능력이다. 그러므로 연관된 세포와 조직, 기관도 훨씬 많다. 마치 수십만 마리의 철새 떼처럼, 멀리서 보면 한무리 같지만, 가까이서 보면 끊임없이 변화하면서 행동한다. 이런 것을 집단지성이라고도 할 수 있겠다.

우리가 눈으로 보는 색이 빛의 3원색의 변화와 조합에 의해서 다양하게 보인다면, 집중력이란 것도 마찬가지이다. 육체와, 정서와, 지성의 변화와 조합에 의해서 다양한 모습을 드러내게 된다. 단순히 건강한 몸에 건강한 정신이 깃든다거나, 체력이 딸리면 공부가 안 된다는 큰 범주의 이야기가 아니다. 이런 부분에 대한 고려가 ADHD 진단 과정에도 일정 부분 있기도 하다. 풀배터리 검사 등에서 아이의 심리상태를 보려고 하는 것은 집중력의 3원소에서 정서와 관련된 부분을 보려고 하는 것으로 볼 수 있다. 또한 아동 진단 시 정서장애뿐만 아니라 행동장애, 품행장애, 발달장애, 신체장애(틱, 수면장애 등)를 고려하도록은 되어있다. 그러나 부족하다. 이런 부분의 고려는 극단적이다. 즉, 아주 심한 정서장애, 품행장애 등만이 고려 대

상이 된다. 스스로 ADHD가 아니라고 확신하는 성인들은 자신의 삶
에 한번 비추어 볼 만하다. 심란한 상황이 일어났을 때 자신의 집중
력은 일정한가? 우울증이라고 진단 받지 않은 상황에서는 모든 감
정이 똑같은가? 감정이란 '우울증이다', '우울증이 아니다'만 있는가?
그렇지 않다. 그리고 우리의 문제는 감정만이 있는 것이 아니다. 육
체적 상태도 있고, 이성의 상태도 있다. 신체가 편안하고 체력이 있
는지, 집중해야 할 대상에 대해 이성적으로 필요성을 인지하고 있는
지 등의 문제이다. 앞서 빛의 3원색이 적색, 청색, 녹색이라고 예를
든 바가 있다.

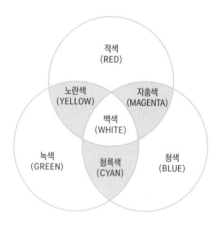

RGB 벤다이어그램

　적색과 녹색이 겹쳐지면 노란색이 되고 녹색과 청색이 겹치면 청
록색, 청색과 적색이 겹치면 자홍색, 세 색이 모두 겹치면 백색이 되
는 것처럼, 이것과 완전히 동일하지는 않지만 인간의 능력이란 것도

몇 가지 힘들이 합쳐지고 겹쳐져 만들어지는 것이다. 오히려 빛의 3원색보다 훨씬 더 복잡하다고 할 수 있다. 집중력이란 부분에만 단순화시켜서 적용을 해도 육체적 컨디션, 정서적 안정상태, 지성과 인지의 상태가 여러 조합을 이루어서 다양한 집중력의 모습을 나타낸다.

여기서 ADHD 진단에 있어서 가장 중요한 부분이 발생하게 된다. ADHD는 개선될 수 있는 것인가? 여러 환경적이거나 개인적인 상태에 따라 변할 수 있는 것인가? 아니면 영구적인 것인가? 영구적인 ADHD라면 이 아이나 어른은 평생 약을 먹을 수밖에 없다. 약을 몇 개월, 몇 년 먹어 ADHD가 치료된다면 그럼 또 영구적인 것이 아니지 않을까? 왜냐면 지적인 결함이란 것은 치료가 되지 않는 것이기 때문이다. 지적인 결함이란 영구적인 신경계의 장애의 일종으로 보는 것이다. 약을 먹어서 ADHD가 치료된다면 그 약은 어떤 약일까? 지적인 능력을 향상시켜주는 약이 있는 것일까? ADHD란 것이 만약 영구적인 집중력의 결함이 아니라 여러 가지 요인에 의해 발생한 것이라면 그 원인을 바꿔주는 것이 치료라고 볼 수 있는데, 각성제를 복용시키는 이유는 무엇인가? 이런 질문 자체도 명확하게 분류해서 설명하지 못한다. 이것이 ADHD의 현재를 보여주고 있다.

그럼 ADHD처럼 보이는 상황은 어떻게 발생하는 것일까? 그것부터 알아보자면, 역시 집중력의 조건인 3원소를 좀 더 자세히 설명하는 수밖에는 없다.

육체적 상태:
오장육부(五臟六腑)는 단단해야 한다.

육체적 상태란 몸이 느끼는 상태, 몸으로 느끼는 상태이다. 간략하게 말하자면 체력이라고 할 수 있지만, 집중력이란 것을 살펴보는 상황에서는 그렇게 단순하게 말할 수는 없다. 몸에 힘은 있지만 찌뿌둥한 상태, 몸은 피곤하지만 개운한 느낌이 드는 상태 등 너무 다양한 느낌이 있고, 이 느낌은 개인에 따라 또 다르다. 육체의 조건, 상태에 따라 집중력이 달라진다라는 것은 많은 분들이 동의할 것이다. 체력은 곧 지구력과 관련이 있으니 체력이 좋으면 집중력을 오래 유지할 수 있고, 병약하면 쉽게 지치고 산만해지기 쉽다는 것은 누구나 동의하는 일반적인 상식이다. 그러나 여기서 우리가 이야기하려고 하는 것은 집중력의 지구력, 지속성이 아니다. 집중력 그 자체이다. 집중력이란 여러 가지의 특성을 띠고 있다. 만약 집중력이 어딘가에 포커스를 맞추는 능력이라고 하면, 포커스, 즉 핀이 맞다 / 맞지 않다라는 것도 있지만, 그 포커스의 화각이 얼마나 되는지, 렌즈가 얼마나 깨끗한지, 컬러는 제대로 표현되는지 등등 다르게 표현되고 인식되어 고려해야 할 부분이 많다.

아직 생소할 수는 있지만 육체의 조건에 따라 집중력이 어떻게 달라지는지, 집중력이란 어떻게 표현─구현 되는지를 한의학을 통해서 알아보자. 이런 파트에서는 한의학만큼 자세하게 연구되어 있는 지식이 없다. 한의학이란 자체가 구조와 기능을 통합해서 인식하는, 즉 물질과 그로 인한 능력을 공감각적으로 인지하는 특성이 있기 때문이다. 한의학에서는 주로 음양(陰陽)과 오장육부(五臟六腑)의 특성에 따라 다름을 구분하는 도구를 사용하고 있다. 말 그대로 도구이다. 개념이고 용어적 특성이 있기 때문에 새로운 단어를 배운다는 느낌으로 받아들여야 한다. 먼저 오장육부(五臟六腑)의 상태에 따른 집중력과 지적인 능력의 변화를 살펴보자. 만약 오장(五臟)의 문제에 해당하는 ADHD 증상이라면 어떤 치료보다도 신체적 불균형을 해소해주는 한의학적 치료가 효과적이다.

심장(心臟)의 문제

한의학에서 말하는 심장은 근육질의 심장 그 자체만을 말하는 것이 아니라 심장, 그리고 심장과 관련된 일련의 기능들을 포함해서 말하는 것이다. 앞으로도 다른 오장육부(五臟六腑)를 말할 때에도 이와 같이 받아들이고 이해해야 한다. 정확히는 심장이란 용어만 같지 내용은 다르다고 인지해야 한다. 왜 이런 일이 생겼는가 하면, 심(心), 심장(心臟)이란 단어 때문이다. 이는 수천년 전부터 써오던 단어였으나, 영어 heart로 인해 범위가 축소되었다. heart를 번역할 때 아예 다른 단어를 붙였더라면 지금과 같은 혼동은 일어나지 않았을 것이다. 지금에 이르러서는 heart의 번역어로서의 심장이 정설이고 오히려 과거부터 있던 심—심장이라는 용어가 부정확한 것처럼 받아들여지고 있다. 먼저 이해가 필요하다.

이 심장의 조건에 따른 경우는 두 가지가 있다. 하나는 심열증(心熱證)이고 다른 하나는 심허증(心虛證)이다. 한의학에서 심장은 '신(神)'을 담는다. 심장은 혈(血: 피)을 지배한다'고 해서, 신지(神志), 즉 정신과 의식을 담당하는 역할을 하며, 또 혈액과 관련된 질병과 관계가 있다고 한다. 심장이 건강하고 깨끗할수록 정신과 의식 또한 뚜렷하다.

| 심열증(心熱證)의 경우 |

심장에 열(熱)이 있다고 표현되는 경우는 "얼굴이 붉고, 혀가 건조하며, 코피가 잘나고, 가슴에 답답함과 열감이 있고, 잠을 깊이 못자고 웃음이 그치지 않는다"라고 의서에 기록되어 있다. 여기서 웃음이 그치지 않는다는 것은 지나치게 활동적이며, 발산을 많이 하며 안정되지 않는다는 뜻으로 ADHD의 과잉행동장애처럼 보이는 증상과 관련이 있을 수 있다. 아이가 어떤 상황에서도 안정되지 않고, 지나치게 활동적이며, 감정기복이 크고, 웃음소리가 큰 동시에, 위와 같은 신체적 증상이 동반된다면 심장에 열이 있는 경우라고 분류할 수 있고, 이와 같은 경우의 진단은 다른 모든 한의학적 진단과 마찬가지로 여러 신체적 표현들을 종합해서 최종적으로 결정한다. 얼굴이 붉다는 것이 단순히 시뻘겋게 달아오른다는 뜻이 아니다. 여러 증상들이 다 똑같은 비중, 똑같은 가산점이 아니며, 때에 따라서, 사람에 따라서 각각 다르게 나타날 수 있으므로 글자만으로는 증상이 진단에서 차지하는 비중의 차이를 식별하고 감당하기 어렵다. 그러므로 맥진 또한 필수적이라고 하겠다. 이렇게 심열증(心熱證)이 있는 경우에는 그에 해당하는 한의학적인 치료방법을 통해 심장의 열(熱)―과잉항진 되어 있는 부분을 해소해 주면 안정감을 찾을 수 있다. 때론 과격한 운동 등을 통해서 발산을 하면 되지 않느냐는 보호자도 있지만 인체의 과잉항진된 부분의 에너지를 탈진하게 사용하는 것과, 항진되는 영역을 다른 영역과의 균형을 통해서 인체 내에서 스스로 흡수 통일하게 하는 것의 차이는 낭비와 재투자의 차이보다 훨씬 크다. 그런 면에서 한의학의 장점이 있는 것인데, 신진대사라는 시스템을 보완해 나가면서, 보다 균형있는 신체의 완성도를 추구한다는 점이다.

심허증(心虛證)의 경우

심장이 허(虛)하다는 뜻으로 일종의 심약함과도 유사하다고 하겠다. 보통 심기(心氣)가 약해지고 또 약해지면 신지(神志)가 흐려져서 총기가 떨어지기 때문에 기억력이 감퇴하고, 마음이 약해져서 겁을 잘 먹고 불안이 마음을 잠식해가며 수면장애도 생긴다. 꿈을 많이 꾸고 잠자기가 힘들고, 가슴이 쉽게 두근거리고 숨이 차며, 마음이 무거워지고 우울해지는 모양이 된다. 현대에서는 일종의 우울증과 신체적 무기력증을 같이 보유하는 형태, 또는 번아웃 증상의 일면도 공유한다고 하겠다. 이런 상태의 사람들은 총기가 흐려져서 뭔가에 집중을 하기가 어려워진다. 일종의 조용한 ADHD라고 진단받은 아이들이 많다. 대체로 임상에서 자주 보는 유형인데, 특히 부모나 주변의 눈치를 많이 보거나, 주변 사람들의 감정에 쉽게 영향을 받고, 타인에 동화되는 모습들을 자주 보인다. 만약 ADHD가 일시적인 것이 아니라 영구적 장애, 즉 신체적인 결함이라고 한다면 쉽게 개선이 되어질 수는 없을 것이다. 그러나 이런 아이들이 치료를 통해서 심장이 튼튼해졌을 때 부모님들이 자주 하는 표현으로는 "아이가 고분고분하지 않게 변했다", "고집이 세졌다", "자기 할 말은 한다" 좀 더 강한 표현으로는 "뻔뻔해졌다" 등등이 있다. 이런 표현들은 절대적 기준으로 하는 말이 아니라, 과거에 비해서 아이가 달라진 면을 느끼는 것으로서, 심허증(心虛證)의 아이를 키우는 부모들은 아이의 원래 성격이 얌전하다는 식으로 인지하고 있는 경우가 많다. 원래 성격이란 무엇일까? 유전적인 것도 있긴 하겠지만, 아이가 성장하는 과정 중에 주변 환경이 성격적 특성에 미치는 영향을 무시한다는 것은 이성적이지 않다. 긍정적이고 지지해 주는 부모 밑에서 자란 아이와, 위축되어 있고 조심스럽고 불안한 부모 밑에서 자란 아이의 성격이 같을 수 있을까? 집중력과 인지 능력, 즉 신지(神志)라는 것은 대단히 섬세한 것으로, 섬세한 것이니만큼 주변 영향을 민감하게 받는다. 주변 영향뿐만 아니라 자신의 신체적 상태에 의해서도 영향을 받는 것이니, 심허증(心虛證)이 있는 아이는 과거보다 점점 늘어나는 것 같다. 심장을 튼튼하게 하는 방법은 교육과 환경을 조절해 주는 방법(넓은 의미의 인지행동치료라고 할 수도 있다)을 생각해 볼 수도 있겠지만 처음에는 직접적으로 육체를 활성화시켜주는 것이 좋겠다. 여기서 한의학의 보약 기능이 의미가 더욱 뛰어난데 결국 심장의 기능을 활성화시키는 것이 요점이기 때문이다. 당연히 신지가 뚜렷해진 아이들은 집중력에서도 차이를 보이며 일상에서도 무기력하고 초점이 맞지 않는 듯한 눈동자에서 뚜렷하고 선명한 인상으로 바뀌게 된다.

폐(肺)와 호흡기의 문제

폐(肺)는 한의학에서 전신의 기(氣)를 주관한다고 한다. 이 말은 설명하기가 까다롭다. 한의학적으로야 얼마든지 가능하지만 쉽고 편하게 일상에서의 느낌으로 전달하자면, "온몸의 활력을 주관한다"고 해석해 볼 수도 있겠다. 활력이라고 해서 강하고 튼튼한 힘 같은 것이 아니라, 좁고 답답한 공간에 갇혀있다가 탁 트인, 공기가 좋은 곳으로 나왔을 때, 저절로 큰 숨이 쉬어질 때 느껴지는 상쾌함, 시원함, 또는 온몸이 가벼워지는 느낌, 이런 정도로 표현할 수 있겠다. 당연히 폐는 호흡이 주된 기능이므로, 온몸으로 신선한 공기가 퍼져나가는 느낌, 머리가 시원해지고 맑아지는 느낌 등이 폐가 신지(神志)에 미치는 영향이라고 할 수 있겠다. 신경세포는 산소의 공급에 민감하게 반응하므로, 폐의 기능과 밀접한 관련을 맺는다. 폐는 코, 인후부, 피부 등을 모두 포함하는 개념으로 폐에 부정적인 변화가 생기면 코와 인후, 피부에 불편함이 드러나게 된다. 폐의 좋지 못한 상황에 대해서 한의학에서는 폐한증(肺寒證), 폐열증(肺熱證), 폐허증(肺虛證), 폐실증(肺實證)으로 분류하고 있다.

폐한증(肺寒證)

폐가 추위에 노출이 되어서 차갑게 된다면, 즉 활동이 저하되어서 온도가 낮아지게 되어서 일어나는 것으로 역시 활력이 일어나지 않고, 기침이 나며, 옆구리와 명치가 괴롭고, 손발이나 얼굴에 부종이 생기는 등의 증상을 보인다.

폐열증(肺熱證)

폐가 차갑게 된 것이 시간이 오래 지나게 되면 열(熱)이 나는 것같은 형상을 보이게 되는 것을 말한다. 그런데 이런 열감은 외부 온도에 의해 차갑게 된 것이 열(熱)로 변한 경우도 있고, 소화기가 오랫동안 좋지 못한 경우에도 생기며, 간(肝)과 담(膽)의 울화가 오래되면 생기기도 한다. 얼굴이 붉고 열이 오르며 갈증이 쉽게 나며 기침을 하는데 만약 가래가 나온다면 끈적한 가래가 나온다. 또 기침할 때 가슴과 등이 당기고 아프기도 한다.

폐허증(肺虛證)

폐의 기가 허하다는 폐기허(肺氣虛)와 폐의 음이 부족하다는 폐음허(肺陰虛)로 나뉘는데 이 부분의 감별은 한의사에게 맡기는 것이 좋겠다. 다만 폐가 무기력해지는 것을 두 가지 관점의 그룹으로 나누고 있다는 정도로만 이해하면 되겠다. 말 그대로 폐의 기능이 허약한 것으로 머리카락이 쉽게 빠지거나 가늘고 몸이 차갑고 감기에 걸리기 쉽고 팔다리가 나른하니 힘이 들어가지 않는다, 목소리가 낮고

약하며 때론 식은땀이 나기도 하고, 몸이 마르거나 열이 올랐다 내렸다 하는 등의 증상이 있다.

폐실증(肺實證)

외부의 날씨 변화에 폐가 적응을 하지 못하여 생기는 것으로 항상 호흡이 거칠고 가슴이 꽉 찬 듯 답답하며 기침할 때 짙은 가래가 끼이며 때론 헛구역질을 자주 하기도 한다.

이런 증상에 대한 설명은 폐의 문제를 질병의 차원, 즉 신체적 불편한 증상을 치료하겠다는 입장에서 연구한 것이다. 인체의 상태란 '아프다 ↔ 아프지 않다', '건강하다 ↔ 병이 들었다'만 있는 것이 아니다. 합격 ↔ 불합격의 문제도 있지만, 아주 나쁜 상태 ↔ 나쁜 상태 ↔ 평균 상태 ↔ 좋은 상태 ↔ 아주 좋은 상태의 형식으로 수많은 단계로 나눠져있다. 자연계의 분포 형상을 그대로 따르고 있는 셈이다. 위와 같은 증상이 나타나지 않았더라도 인지기능에는 항상 폐의 역할이 중요한 영향을 끼치고 있다. 만약 환기가 충분히 일어나는 공간과 완전 밀폐된 공간에서 집중력을 비교한다면 어떻게 될까? 이런 식의 실험은 너무나 많아서 결과를 왜곡할 수도 없을 정도이다. 특히나 강의실, 학원 같은 곳은 신진대사가 왕성한 학생들을 모아놓고 환기도 제대로 시키고 있지 않다. 이런 곳은 이산화탄소 농도가 극단적으로 높은 경우도 있는데, 폐의 기능이란 결국 공기중의 산소를 혈액 속으로 녹여내는 것으로서, 밀폐된 곳에서는 그 자리에 함께하는 학생들 사이에서의 공부뿐만 아니라 산소호흡 또한 서로 경쟁이 된다. 그러므로 비염이 있거나, 천식이 있는 등의 질병에 속할 정도로 나쁜 경우뿐만 아니라 폐의 질적인 기능이 약하거나, 폐의 신체적 체적 — 즉, 흉곽의 크기의 차이에 따라 집중력과 신지(神志)의 차이가 나는 것은 당연하다. 폐의 기능상의 문제가 생기면 쉽게 몽롱해지며, 지구력이 약해지고, 정서적으로는 무기력을 넘어서 나른함, 우울감이 생기게 된다. 이런 폐 기능의 문제가 있는 아이들이 ADHD로 진단 받는 경우도 많다.

비장(脾臟) — 소화기의 문제

소화기는 물질을 분해하고 흡수하여 인체의 신진대사를 위한 연료를 만드는 곳이다. 이를 한의학적 용어로는 운화(運化)라고 한다. 소화기의 기능에 문제가 생기게 되면 온몸에 영양분이 부족한 느낌이 든다. 이런 느낌은 누구나 쉽게 경험할 수 있는 것이다. 속에 탈이 나서 며칠 음식을 못 먹었을 때 어떤 느낌이 들던가? 이상하게 팔다리에 힘이 없던 기억이 있을 것이다. 같은 단어를 사용하지만, 밀폐된 공간에서 답답한 공기를 오래 마셨을 때 나타나는 기운 없음, 팔다리의 무력감과 소화기에 탈이 나서 음식물의 섭취와 흡수가 제대로 되지 않았을 때 느껴지는 기운 없음과 팔다리의 무력감은 느낌이 다르다. 아이들은 구분하기 어려울 수도 있지만 어른은 충분히 감별할 수 있다. 그런 관점에서 아이들을 바라보아야 한다. 비장(脾

臟)—소화기의 문제가 생기게 되면 말하기가 싫어지고, 얼굴이 희어지면서 광택이 없거나 또는 노랗게 변한다. 또 오래되면 팔다리가 마르게 되고, 힘이 없게 된다. 이런 소화기의 문제는 음식과 과로에서 비롯되는 것이 있고, 또 다른 하나는 생각을 너무 많이 하는 것에서 생기기도 한다. 고민도 여러 가지가 있다. 화가 은근히 나는 고민, 우울해지는 고민, 그냥 벗어나지 못하는 고민, 답답한 상황만 계속 느끼는 고민 등 개인별로, 상황별로 너무 다양하다. 소화기에 기능적 이상을 불러일으키는 생각을 한번 기억해 보자. 속이 답답해지는 상황이 있었을 것이다. 바로 이때를 가리켜 생각을 너무 많이 하면 소화기에 기능적 이상이 생길 수 있다는 표현을 사용했던 것이다. 이런 소화기의 문제도 한의학에서는 크게 네 가지로 분류를 해놓았다.

비한증(脾寒證)

소화기의 양기(陽氣)가 떨어져서, 차가워져서, 활동력이 저하되어서 나타나는 것으로 복통이 그치지 않고, 설사가 나며 소화가 되지 않고 팔다리가 차갑고 몸이 무거운 증상이 나타나며 소변이 시원치 않은 경우들이 있다. 물론 이때에도 증상만을 듣고 감별하기보다는 한의사의 경우 맥을 참조하므로, 한의원을 찾아가는 것이 좋다. 일반적으로 소화가 덜 되는 것 같은 느낌은 어린이들이 스스로 판단하기는 어렵고 관찰력이 좋은 보호자들이 필요하다.

비열증(脾熱證)

머리가 무겁고 띵하며 머릿속이 부어오르는 느낌이 나며 몸은 무겁고 가슴에 치받는 느낌이 있어 조금밖에 못 먹는다. 복통이 간헐적으로 있다.

비허증(脾虛證)

소화기능이 무기력해지면서 약해지는 것으로 식욕이 감소하고 배가 아프긴 하지만 누르면 기분이 좋아지는 경우가 많고, 입술이 건조해지며 몸이 붓거나 무거워져서 게으르거나 느린 것처럼 보이기도 한다.

비실증(脾實證)

비허증(脾虛證)의 반대편에 있는 것으로 마치 과도하게 기름진 음식을 먹어서 체한 것 같은 모양을 생각하면 비슷하다. 배가 크게 부풀어서 탄탄하고 몸이 무거워진다.

소화기의 문제가 생기면 어떤 경우에서건 역시 신지(神志)가 흐려진다. 어른들은 체하거나 불편한 음식을 먹었을 때의 느낌을 쉽게 상상할 수 있을 것이다. 머릿속에 뭔가가 끼어있는 느낌, 막혀 있는 느낌 그리고 마치 잔뜩 먼지 낀 안경을 쓰고 있는 것 같은 느낌과 비슷하다고 보겠다. 아이들은 소화기가 허약한 경우, 또 지나치게 과식하는 경우에서도 좀 더 신지(神志), 즉 집중력에 영향을 받는 경우를 본다. "우리 아이는 위의 내용들과 크게 맞지 않는 것 같아요" 라고 이야기 하는 경우도 많은데 그렇다면, 속이 그냥 더부룩한 정도를 아이들이 제대로 표현할 수 있다고 볼 수 있는가? 그렇지 않다. 뭔가가 막혀 있는 느낌 정도로도 집중력에는 영향을 줄 수 있고, 어른들도 이런 몸의 상태가 된다면, 꼭 필요하기 때문에 어쩔 수 없이 업무를 해내려고 하는 것이지, 만약 게을러도 되는 상황이라면 집중력에 장애를 느끼게 될 수밖에 없다. 아이들이 그런 경우이다. 만약 꼭 질병이 아니더라도 소화기에 부담감이 쌓여 있는 경우라면 아이가 식사를 어떻게 하고 병원에 가느냐에 따라 집중력 검사를 받았을 때의 결과에 충분히 영향을 미칠 수 있다.

간장(肝臟)의 문제

간은 피를 저장하며 그 특성은 편안한 것을 즐긴다. 피의 질(質)과 관련이 되어있다는 뜻이며, 편안한 것을 즐긴다는 것은 그런 상태에서야만 좋은 기능을 발휘한다는 의미로, 간에 좋지 않은 것은 분노와 억울함이다. 화를 많이 내면 간에 좋지 않다라는 옛말이 여기에서 나왔다고 하겠다. 간이 좋지 않을 때에 드러나는 현상은 대체로 한의학에서 풍(風)이라고 부르는 것과 비슷하다. 어지럽고, 뻣뻣해지며, 심하면 경련이 일어나는 것이 대표적이다. 또한 눈의 상태와 간의 상태도 밀접한 관련이 있다. 이런 간의 문제 또한 간한증(肝寒證), 간열증(肝熱證), 간허증(肝虛證), 간실증(肝實證)으로 세분화한다.

| 간한증(肝寒證) |

대체로 증상이 하체 쪽으로 나타나며 음낭과 아랫배가 당기고 아프기도 하며, 하지 근육이 위축되기도 한다.

| 간열증(肝熱證) |

눈이 붉고 부으면서 아프고, 입이 쓰면서 갈증이 많고 가슴에 열감이 있으며 수면장애가 있으면서 잘 놀라서 깨는 등의 모습을 보인다.

| 간허증(肝虛證) |

대체로 이명과 어지러움, 밝은 것을 보았을 때의 눈부심, 야맹 현상 등이 있는데 주로 혈액의 상태가 좋지 않을 때, 영양이 부족하거나 출혈이 많았거나 하는 등의 원인으로 생기며 근육이 마비가 오듯이 힘이 빠지며 균형을 잡기 힘들어진다.

| 간실증(肝實證) |

대개 화를 내기 쉽고 옆구리와 가슴이 당기고 아프며 전체적으로 복부가 당기고 아프기도 하다. 심하면 소화가 안 되고 기침이 나며 머리가 어질어질하고 청력이 막히는 느낌이 난다.

ADHD가 염려되는 아이들의 경우 간이 질병의 수준으로 나쁜 경우는 상식적으로 생각해봐도 상당히 드물 것이다. 그러므로 위의 증상들이 제대로 나타날 가능성도 거의 없으니, 보호자들이 이런 저런 증상을 확인하고 의심할 가능성은 없다고 보아야 하겠다. 현실에서는 거의 분노와 억눌림으로 인한 부분들이 신지(神志)에 영향을 미치는 것 같은데, 의외로 일상생활에서 아이의 분노와 억울함, 답답함이 부추겨지는 경우가 많기 때문이다. 부모가 잘못을 저질렀다는 이야기가 아니다. 양쪽이 모두 합당한 이유가 있다는 뜻으로, 일종의 세대 차이에 의한 문화적 충돌에 가깝다고 본다. 주거환경에서도 보듯이 과거의 아이들보다 요즘의 어린이들은 제한된 활동 영역을 가지게 된 것이 추세다. 과거의 아이들은 부모의 감시 밖을 벗어나서 다른 아이들과 어울려 놀고 활동하는 시간들이 많았다. 그런데 이젠 부모의 시야 밖을 벗어나서 다른 아이들과 집 밖에서 보내는 시간이 점점 줄어들고 있다. 거의 실내 활동 위주이며, 생활권이 부모와 겹치는 경우가 많아지고 있고, 부모는 점점 더 바빠지는 경향을 감안해 볼 때 부모가 아이의 본성을 잘 배려하기는 어려울 것이며 아이와 부모, 서로 간의 갈등이 나타나기 쉬울 것이라는 사실은 충분히 예측 가능한 일이다. 그러나 보호자들은 과거의 부모 자식 간의 의사소통과 질서유지 방법을 따르는 비율이 높다는 데에서 아이들의 분노와 억울함이 형성될 가능성이 높다. 어쨌든 이런 간장(肝臟)의 문제가 있으면 아이들이 마치 은근히 화가 속에서 난 것 같은 행동양식을 보일 때가 있다. 얌전히 책상에 앉아있지 못하고, 조금만 집중해도 머리가 무겁거나 아파하고, 때론 어지러워 하는 모습을 보이기도 한다. 생활에 제약을 걸려고 하면 짜증을 내거나 공격적인 모습을 보이기도 한다. 간이 약한 경우에는 오히려 무기력에 가까운데 주로 우유부단하거나, 무슨 일이든지 시작하는 것을 어려워하는 경향이 있다.

신장(腎臟)의 문제

신(腎)은 정(精)을 주관한다. 정(精)이란 것은 인체의 활동력이란 것이 있다고 상상했을 때 그 근본이 되는 에너지를 의미한다. 커다란 나무도 하나의 씨앗에서 자라나듯이, 씨앗 속에 나무를 만들어가는 원동력이 있다고 상상할 수도 있겠다. 그러므로 신(腎)이 정(精)을 주관한다는 의미는 인체의 모든 에너지 대사와 생명활동이 신장(腎臟)에서 시작이 되어서 도미노처럼 발생하는 것으로 생각했다는 것이다. 신(腎)이 꼭 현대적 의미의 콩팥(kidney)을 말하는 것은 아니지만 실제로 콩팥도 생명 활동 유지에 필수적인 기능을 하고 있다. 혈액을 정화해서 소변으로 배출하는 기능도 있지만 신진대사에 필수적인 여러 호르몬들을 직접적, 간접적으로 생성하기도 한다. 이런 생명 활동의 뿌리에 해당하는 역할을 하는 것이 신장(腎臟)이다. 그러므로 이런 기능이 넘쳐서 일어난다기보다는 대개 부족해서 일어난다고 본다. 이것을 신음허(腎陰虛), 신양허(腎陽虛)로 나눌 수 있다.

신음허(腎陰虛)

신장(腎臟)의 음(陰)이 부족하다는 뜻으로 등잔으로 비유하자면 기름이 부족하면 음허(陰虛), 불꽃이 약하면 양허(陽虛)라고 볼 수 있겠다. 신음허(腎陰虛)의 경우는 주로 이명(耳鳴)이 생기고 치아가 들뜨며 허리가 쑤시고 아프며 다리가 무겁고 아프다. 또 어지럽고 몽롱해지며 눈에 벌레가 움직이는 것 같은 느낌이 생기기 쉽고 또 야간에 기침, 식은땀이 나기도 하고, 불안감이 생겨서 밤에 잠을 깊이 못자게 되기도 한다.

| **신양허**(腎陽虛) |

마치 인체의 발전기가 꺼진 것처럼 성적(性的)인 기능이 약해지며 허리와 다리가 차갑고 위축되며 약해지고 소변이 편하지 않으며 심하면 새벽에 꼭 설사를 하기도 한다. 또 폐를 약하게 할 수도 있어서 기침을 심하게 하기도 한다.

신장(腎臟)이 신지(神志)에 미치는 영향을 쉽게 이해하려면 세대 간의 변화를 보면 된다. 아이들의 시간과 어른들의 시간이 똑같이 흐르지는 않는다. 주관적, 체험적 입장에서 보면 아이들의 시간은 어른들보다 상당히 느리게 흐르는 것처럼 느껴진다. 아이들을 2시간 동안 방안에서 아무 일도 하지 않고 앉아있게 하면 굉장히 힘들어한다. 하지만 나이가 들면 들수록 어떤가? 아마 너무 쉬운 일들 중에 하나일 것이다. 같은 사람의 몸이라고 하더라도, 피로가 상당히 쌓였을 때의 의식과 푹 쉬고 난 다음의 의식은 어떠한 차이가 있을까? 피로가 쌓였을 때란 것이 꼭 신장이 약했을 때라고 말할 수는 없겠지만 어쨌든 비유해서 생각해 볼 수는 있을 것이다. 전체적인 신지(神志)와 의식의 배경이 약해진 상태, 선명함이 부족해진 상태라고 볼 수 있겠다. 폐의 문제인 경우에도 정신이 흐려지지만 신장(腎臟)의 문제로 신지(神志)가 약해지는 것은 육체적인 나른함과는 다른 멍하고 좀체로 정신을 차리기 힘든 그런 상태라고 볼 수도 있다. 비유하자면 폐의 문제인 경우는 밀폐된 공간에서 오래 있는 경우처럼 머리가 맑지 않은 것이고, 신장(腎臟)의 문제인 경우는 너무 피곤해서 잠이 깨지 않는 경우의 머리 상태와 비슷하다고 할 수 있겠다. 아이들 중에 이런 신장(腎臟)과 관련된 문제가 있는 경우, 주로 조용한 ADHD로 진단 받는 경우가 많은데 어떤 자극을 주고 야단을 치더라도 항상 잠이 덜 깬 것 같은 모습이라든지, 책상 앞에 앉혀놓으면 일어나거나 꼼지락거리지도 않지만 그냥 멍해지는 경우가 많다. 신장(腎臟)이란 몸의 원동력, 다른 여러 신체활동을 밀어주는 제1의 에너지로서의 작용을 한다면, 신장(腎臟)의 문제가 있는 아이들은 전력이 부족한 모니터 화면의 모습을 띤다고 볼 수도 있겠다.

이런 오장(五臟)의 문제 외에도 한의학에서 육부(六腑)의 문제라고 하는 것들도 있다. 대장(大腸)의 문제, 소장(小腸)의 문제, 담(膽)의 문제, 위장(胃腸)의 문제, 방광(膀胱)의 문제, 삼초(三焦)라고 하는 것의 문제 등을 합쳐서 오장육부(五臟六腑)의 허(虛)와 실(實)을 나눠서 인체를 파악하려고 한다. 하지만 육부(六腑)의 문제까지는 이 책에서 다룰 필요는 없을 것 같다.

한의학에서 인체의 구조와 문제점을 파악하려는 시도는 오장육부(五臟六腑)로 판별하는 방법만이 있는 것은 아니다. 기(氣)와 혈(血)의 관점에서 보는 방법도 있고, 음(陰)과 양(陽)의 관점에서 보는 방법도 있다.

이런 부분들을 모두 찾아서 알아야 하는 것은 아니다. 또한 이런 한의학적인 분석만이 정답이며 모든 것이라고 말하고 싶지도 않다. 다만 겉으로 보기에 이상 없어 보이는 아이들도 육체적인 상태가 좋지 않은 경우를 흔하게 보며, 그런 부분들이 신지(神志), 즉 집중력과 지능에 영향을 미친다는 사실이다. 아이들이 과로에 의해서, 또는 질병을 앓아서 갑자기 몸이 나빠지는 경우가 요즘엔 그리 많지 않고, 마치 타고난 체질처럼 어릴 때부터 그런 특성을 보이기 때문에 어지간해서는 보호자나 양육자가 이런 불균형을 알아차리는 것이 어렵다. 그냥 이 아이는 그런 아이처럼 보이기 때문이다.

기억나는 예로, 5세 정도 되는 외동의 남자아이였는데 어린이 놀이터에서 주로 문제가 일어나는 경우였다. 아이들이 놀고 있으면 다가가지를 못하는 그런 상황인데, 엄마가 "가서 친구들과 같이 놀아" 라고 권해도, 아이들 곁에 다가갔을 때 아이들이 적극적으로 환영하지 않으면 쭈뼛쭈뼛하거나, 다른 아이들이 "저리 가!" 라고 하면 울면서 엄마에게 되돌아서 달려오는 것이 문제였다. 이럴 때 아이가 성격이 여리다, 원래 마음이 약하다, 소심하다 등 그럴듯하지만 전혀 근거 없는 판단을 내리는 것이 보통의 사람들이다. 이 아이의 경우엔 다른 부분도 조금씩 불균형이 있지만 심장이 크게 약한 경우라고 진단되어서 그렇게 육체의 약점을 보완 치료한 적이 있다. 당연히 그 소심함이 사라지고 일상에서 다른 모습을 보이게 되었다고 보호자가 후일 알려주었다.

우리의 성격이란 집중력과 마찬가지로 고정되고 독립적인 실체가 있는 것이 아니다. 왜냐면, 여러 요소들이 복합적으로 작용하는 군집의 형태이므로 그 요인 중에 하나가 변하면 드러나는 실체도 달라지기 때문이다. 마치 요리와도 같다. 여러 재료들이 복합해서 맛을 내는 것처럼 재료들의 비율만 달라져도 맛이 달라지기 때문이다. 물론 한식이 양식이 되기는 어렵고, 사람이 완전히 다른 사람이 되는 것처럼은 어렵겠지만 개성 정도는 얼마든지 변화가 가능한 것이다.

기존의 한의학에서 말하는 오장육부(五臟六腑)의 개념과는 조금 다르게 생각할 필요는 있지만, 우리들이 많이 알고 있는 사상 체질 또한 이런 개념에서 시작된 것이다. 각 장부(臟腑)의 대소가 각각 다르며, 그 조합들이 어떻게 되느냐에 따라 사람의 체질은 나누어지며, 이 체질에는 외모와 성격도 포함된다. 장부(臟腑)의 대소, 즉 기능의 강하고 약함의 차이에 의해 성격이 바뀐다는 것인데, 성격이 바뀌면 신지(神志)의 차이는 없을까? 신지(神志)의 차이도 체질별로 있게 된다. 여기서는 육체의 문제를 그 사람 자체 내에서의 변화에 의한 신지(神志)의 변화로 이야기했지만, 사람과 사람 간의 외견상 육체적 다름에 의한 성격과 신지(神志)의 차이는 어떨까? 신지(神志)는 성격보다 훨씬 고도화된 기능이긴 하지만, 근육질이 풍부한 사람과, 근육없이 바짝 마른 사람은 성격의 차이가 없을까? 하관이 좁고 하체가 빈약하게 생긴 사람이 과연 신경질적이고 성격적 기복이 있을 확률이 높을까 아니면 아래 턱이 두껍고 하체 근육이 발달한 사람이 감정 변화가 심할까? 아마 누구나 짐작하고 있는 결과일 것이다. 물론 이런 부분들은 다분히 경험적이고 통계적일 뿐이다. 어떤 사람들은 말한다. 신경질적으로 보이는 사람들은 신경질을 많이 냈기 때문에 얼굴 근육이 그에 맞춰서 변화했다고. 그렇다. 그런데 바로 그 점이 육체의 변화가 신지에 영향을 미치는 결과이기도 하다. 다행이 요즘은 여러 운동 프로그램이 육체의 활동을 개선하고 근육과 골격을 보호하고 증가시키는 것을 지원하고 있기 때문에 과거보다 체형이란 면에서는 덜 운명적이다. 즉, 과거에는 신체적으로 약해 보이고, 실제로도 체력이 약하면 일생을 대체로 그렇게 살 것이라고 생각했지만, 요즘엔 그런 면에서도 자기 자신을 개선해 나가면서 운명을 바꾸어가는 사람들이 많다. 각종 시험 등을 준비할 때 바쁜 시간 속에서도 꼭 운동을 한다든지 하는 것이 그것이며, 그런 노력을 좀 더 세분화 한다면 한의학의 진단방법론 속에서도 길을 찾을 수 있다고 하겠다.

또한 굳이 한의학이 아니더라도, 운동학이나 요가, 영양학 등에서도 인체의 효율과 그 개선에 대한 연구가 폭발적으로 늘어나고 있다. 좀 더 나은 정신의 활동을 위해서는 좀 더 나은 육체적 상태가 필요하다는 것은 어떤 경우에도 진리이다.

정서적 조건:
정서적 뇌는 활달해야 한다.

정서란 감정을 이른다. 감정적 느낌, 감정적 분위기, 그런 경험 등을 모두 포함해서 말하는 것인데 지성이나 이성은 생각으로 존재할 수 있지만, 정서란 꼭 신체적 느낌을 동반한다. 화가 난다는 것이 몸이 긴장되거나 열감을 느끼거나 심장이 빨리 뛰거나 하는 등의 느낌

없이 일어날 수 있을까? 누군가에게 배신당해서 괴롭거나 외롭다면, 당장 심장과 가슴에서 직접적인 아픔이 일어난다. 가슴이 저릿하거나 흥분하지 않고 누군가를 사랑할 수 있을까? 감정이란 육체와 이성의 중간쯤 해당한다고 볼 수 있겠다. 감정도 지능의 일종이라 본다면, 정서란 원시적 지능이라고 볼 수 있겠다. 여러 가지 외부에서 들어오는 자극을 나의 생명과 존재에 도움이 되는지 해가 되는지를 종합해서 판단한 느낌이 정서라고 볼 수 있다. 상대방에게 이빨로 물리거나 손톱으로 할퀴는 것은 통증이란 감각으로 이어져서 당연히 회피하게 된다. 그러나 아직 행동까지는 이어지지 않았다고 하더라도 상대방의 눈빛, 목소리의 변화, 미묘한 자세의 달라짐 등 하나하나는 의미가 크지 않지만 종합해서 나에게 위협이 되는 경우에는 그것을 감정으로 느끼게 된다. 그래서 원시적 지능이라고 하는 것이다. 이런 정서 또한 띄엄띄엄 떨어져서 단계별로 존재하는 것이 아니라 연속으로 이어져 있는 것이다.

'우울하다'란 감정도 그 자체로서 여러 가지 연속된 정도의 차이, 심도의 차이, 밝기의 차이가 있지만, 사실 우울하다는 감정과 외롭다는 감정도 정확하게 구분하기 힘들 정도로 교차되는 영역도 있다. 장년기의 어른들은 다르지만 청소년기의 아이들에겐 정서란 육체적 느낌이어서 이런 차이들을 세분화해서 구별하고 느끼는 데 어려움을 겪는다. 어린 아이가 촛불에 손을 데어서 뜨겁다는 것을 경험하고서야 뜨거움을 배우는 것처럼 정서라는 이 육체적 느낌을 동반하는 감각도 여러 가지 경험을 통해서 배워나가야 하는 것이기 때문이다.

이런 정서의 차이에 의해서도 신지(神志)는 영향을 받는다. 화가 났을 때 갑자기 기억해 낼 수 없는 어떤 것이 생기거나, 우울하거나 슬플 때에는 건조할 정도로 이성적이며 복잡한 사고를 요하는 학술적인 내용에 집중하기 어려웠던 경험들은 누구나 다 있을 것이다. 하물며 프로 운동선수들도 경기 전에는 감정적으로 상처받을 수 있는 상황을 피하거나, 지나치게 기뻐하거나 흥분하는 것을 진정시키려고 노력한다. 성인들은 그래도 생활에 필수적으로 요구되는 항목에 대한 집중을 훈련해왔기 때문에 조금 낫지만, 아이들은 다르다. 아이들은 일단 자신의 감정 상태를 스스로 명확히 인지하지 못한다. 만약에 화가 나고, 억울하며, 그러면서도 두려움을 느끼는 상태라면 어른들은 자신의 이런 감정을 하나 하나 느끼며, 각각의 감정에 맞게, 논리를 만들어서 스스로를 설득하거나, 아니면 밖으로 발산하는 등의 대응을 통해서 자신의 신지(神志)를 안정시키려 노력한다. 그러나 아이들은 구체적인 감정을 느끼는 것이 아니라, 그냥 가슴에 뭔가가 있다는 정도만 느끼는 정도도 성숙한 편에 속한다. 즉, 앞서 언급한 육체적 조건의 차이에 따른 신지(神志)의 차이와 정서의 차이에 의한 신지(神志)의 차이는 다양한 상황에서의 경험을 통해서 배워나가는 것이기 때문에 이런 상태를 파악하는 것은 순수히 보호자의 능력에 달렸다고 해야 한다. 이런 정서의 불균형의 경우들을 살펴본다면 다음과 같다.

불안한 경우

불안장애를 말하는 것이 아니다. 정신과에서 진단받을 정도의 불안만이 신지(神志)에 영향을 끼치는 것이 아니다. 만약, 아이들의 경우에, 아이 스스로가 불안하다는 이야기를 먼저 부모에게 하지 않았을 때라면, 그런 아이의 감정 상태를 알아볼 수 있는 부모들이 몇 사람이나 있을까? 아마 거의 없을 것이라고 볼 수 있겠다. 왜 그런지에 대해서는 여러 가지 이유를 생각해 볼 수 있는데, 먼저 아이들이 불안한 경우는 어떤 때일까? 특별한 사건들, 예를 들면, 집에 도둑이 든다든지, 여행지에서 부모를 잃어버린다든지, 부모가 크게 아프다든지 하는 그런 일 때문일까? 물론 그런 일들이 벌어지면 아이는 불안감을 느끼긴 할 것이다. 그러나 실제로는 아이의 불안감은 생활 그 자체에서 오는 경우가 대부분이다. 큰 사건에서 오는 경우는 그리 많지 않다. 큰 사건이란 그리 자주 일어나지 않고, 큰 사건 후에는 모두 그 사건의 후유증에 대해 나름 주의를 기울이고 있기 때문이다. 또한 18개월 이하의 어린이가 공포스러운 환경 — 가정불화라든지, 학대 또는 무서운 영상, 놀이기구 등을 경험하게 된다면 편도체의 공포 회로가 심한 자극을 받고, 이는 쉽게 극복되지 않는다는 연구도 있다. 그만큼 큰 사건에 대해서는 연구도 많고 많은 관심을 받고 있다. 이렇게, 불안이란 형태의 필터가 뇌에 삽입된 상태로 살게 되면 자라면서 경험하는 모든 것들에 불안이란 색을 입혀서 보는 것과 같다.

그렇다면 일상 생활에서도 불안이란 감정이 드문 감정일까? 그렇지 않다. 불안만큼 현대에서 흔한 감정이 없다. 특히 일반적으로 아이를 키우는 연령대의 부모들은 사회적, 경제적으로 어느 정도 안정되어 있는 상태라고 말할 수는 없다. 부모들의 마음속 바닥엔 불안이 깔려 있는 경우가 많다. 마음의 다양한 형태를 그림이라 본다면, 불안이라는 밑바탕이 칠해진 종이 위에 여러 다양한 감정을 그려나가는 모습이라고 상상해 볼 수 있겠다. 그런데 불안한 부모가 아이의 불안감을 알아볼 수 있을까? 만약 지금 갑자기 없던 불안감이 엄습한 사람이라면 아이의 불안감을 알아볼 수도 있겠다. 그러나 장기간 불안감에 젖어있던 사람이 아이의 불안감을 알아본다는 것은 쉽지 않다. 특히 사회생활을 열심히 하거나, 직업적인 부분의 성과에 주의를 집중하고 있는 남성 보호자들은 아이의 불안감에 대해 거의 상상도 못하고 있는 경우를 자주 본다. 아이 자체도 자신이 불안한지 불안하지 않은지를 표현하지 못하고, 부모도 아이의 상태를 알아보지 못하는 상황에서, 심각할 정도의 증상들, 즉 자다가 깨서 자주 운다든지, 혼자서 집에 있지 못한다든지, 주변 환경이 불안정한 그런 상황에서는 기절할 정도로 부들부들 떨거나 하는 극적인 행동을 보여주지 않으면 보호자가 알기는 어렵다. 심각한 증상이 나타나지 않는 상황에서의 설문지를 통한 심리검사로는 신지(神志)에 영향을 미칠 정도의 정서적 불균형을 알아내기가 어렵다.

대화를 많이 하면 된다고? 확실히 지금의 40~50대가 성장할 때와는 다르게, 요즘의 부모들은 자녀와 대화하고 눈높이 맞추기를 상대적으로 많이 하려고 한다. 그러나 상담을 하다 아이의 내면의 불편함에 대해 언급을 하면, 많이 듣는 이야기가 "아이와 저는 대화를 많이 하는데, 그런 거 모르겠는 걸요?"이다. 대화를 많이 하는데도 아이가 불안하거나, 불편한 감정 상태에 있는 걸 눈치채지 못했으니, 선생님이 아이를 파악하는 정도가 좀 지나치게 우려하는 것이 아닌가 하는 의도일 것이다.

그러나 역설적으로, 오히려 이 '대화'가 문제인 경우를 많이 본다. 꼭 아이의 부모로서가 아니라, 그냥 한 사람으로서, 본인이 가족과 하는 대화 전체를 기억해 내고 재연해 보는 것은 의미가 있다. 눈감고 앉아있는 명상보다 자신에게 더 도움이 될 때가 있다. 대화의 내용을 잘 살펴보자. 오늘 가족과의 대화는 무슨 내용이었나? 다 기억을 하지 못하겠다면, 긍정적이고 밝은 내용, 문제 해결을 위한 대화, 아니면 그냥 저녁 먹자, 산책 가자 하는 일상적인 생활에 대한 내용 이렇게 세 가지로만 나눠 보자. 오늘 우리는 어떤 대화를 많이 했을까? 아이와 대화를 많이 한다고 하지만, 아이에게 혹시 나의 기분을 털어놓고 공감과 위로를 바랐던 것은 아닐까? 아이에게 직접적으로 이야기는 하지 않았지만 식탁에서 부부가 경직된 표정 — 웃지 않는 표정으로 이야기 하는 것을 아이가 보지는 않았을까? 아이가 듣지 못했으니 괜찮다고 이야기하는 분들도 가끔 보긴 하는데, 이 분들은 스스로 그런 상황을 느끼지 않으려고 하고, 안 보려고 하는 것이지, 이 정도로 눈치가 없다면 사회생활에도 지장이 있을 것이다. 어떤 분들은 아이와의 대화라는 것이 아이와 친구가 되는 것이기 때문에 자연스러운 내용이 좋다고 한다. 그런데 아이가 정말 친구일까? 친구 사이에도 만나서 걱정되는 이야기만 하면 분위기 나빠진다고 이제 좀 밝은 이야기를 하자고 한다. 아이와 친구처럼 대화한다는 분들을 보면 상당수의 분들이 아이에게서 위안을 받으려고 한다. "엄마가 화났어", "아빠가 힘들어" 등등 이런 이야기들이 아이에게 충격을 주지 않을 것이라고 생각한다면 그것은 무척이나 놀라운 생각이다.

　인간의 신지(神志)란 정서의 영향을 받는 것이 분명하고, 감정이란 생존에 무척이나 중요한 것이다. 그리고 대화란 그 정서를 공유하고, 나쁜 감정을 해소하는 데에 도움이 된다. 대화의 목적이 바로 그런 것이다. 그러니 자녀와 대화가 많아질수록 부모의 정서적 상황, 경제적 상태가 그대로 전달되지 않는 것이 오히려 이상하다고 할 수 있겠다. 자녀가 있는 연령대의 성인들이, 정작 본인들의 부모들과 대화를 오래 끌지 않거나, 대화에서 스트레스를 받는다고 한다. 이야기가 길어지면, 부모들이 '하소연'만 하고 있다고 불편함을 호소한다. 그러나 대화란 원래 그런 것이다. 남의 기쁨을 나누기보다는 나의 걱정을 말하는 것이 더 중요하다. 그러니 보호자들은 자기 자신이 자녀들과 대화를 나눌 때의 표정, 목소리의 톤, 대화의 내용을 주의깊게 살펴보는 것이 좋겠다. 좀 심각한 경우지만 예를 들어보자. 조그만 공장을 운영하는 남자분이며 아들이 초등학교 고학년이다. 부자지간의 사이는 아주 좋아보이고 둘 사이의 호흡도 잘 조율된 것처럼 보인다. 그리고 아버지는 아이에게 자신이 사업을 하는 모습을 보여주고 미리 가르쳐 주려고 하는 의도를 가지고 있다. 그런데 그 대화 내용이 문제인 경우이다. "환율변동으로 원자재 값이 올라서 올해 이익이 대폭 줄어들 것 같아", "오래된 거래처가 이번에 우리와 거래를 끊고 조금 값이 싼 곳으로 옮긴다네? 의리 없는 것들. 봤지? 너도 항상 미래를 준비해야 돼. 그나저나 새로운 거래처를 어떻게 만들지?" 몇 가지만 옮겨 보았다. 어떤가? 아이에게 도움이 될 것 같은가? 아이가 기운이 날 것 같은가? 아이가 많이 배웠을 것 같은가? 이런 이야기를 부모에게 듣고 불안감이 생기지 않으면 오히려 이상하다고 생각되지 않을까? 부드럽게 옮긴 것이지만, 심한 부모들은 이렇게까지 이야기 하는 경우도 있다. "경영이 악화되면 너가 다니는 비싼 학원비를 낼 수 없을지도 모르는데…. 넌 그때까지라도 열심히 해." 더 대단한 내용들도 있지만 생략한다. 이럴 때 부모들은 이야기하기를, 자신의 아이들은 별로 상처받지 않는다고 한다. 또한 우물쭈물하지 않고 '대답'을 잘했다고 한다. 결국 아이를 입체적인 인간으로 이해하는 데에 심각한 어려움을 겪고 있는 것이 문제의 본질이라고 보겠다. 오히려 집에 키우는 애완견의 감정 변화를 더 잘 느끼는 경우를 본다. 자신의 강아지에 대해서는 "우리 강아지가 이래요~ 저래요"라고 설명은 할 수 있지만, 자기 자녀의 감정 변화에 대해서는 강아지에 대해서보다 더 할 말이 없는 경우가 많다. 이렇게 불안한 아이들은 수업과 놀이 등의 시간에 눈치를 많이 보게 된다. 자신이 과제를 맡아서 할 때에도 항상 자신감이 없다. 불안감이란 일단 만들어지고 나면, 자신감의 상실을 느끼게 한다. 무엇을 하든 항상 자신 없는 아이. 자신이 하는 과제에서 틀릴지도 모른다는 망설임을 항상 가지고 있는 아이들은 과제나 수업 자체보다는 그 주변 상황에 대한 눈치를 더 많이 보게 된다. 어른의 경우로 상상해 본다면 '마음이 떠 있다'고 할까? 실제로 상담 시간에 보호자들이 급한 전화나 메시지를 받게 되면 이미 대화에 집중을 못하는 상황을 흔하게 본다. 당연하다. 누구나 다 그렇게 집중을 유지할 수가 없다. 다만 겉으로 표시가 나느냐/나지 않느냐, 즉 훈련이 되어 있느냐/아니냐의 차이이다. 아이들은 훈련이 되어 있지 않을 뿐이며, 어른들은 오랜 훈련을 통해서 드러나지는 않지만 집중력의 결과가 좋지 않을 뿐이다. 이런 경우에 어른들은 스스로에게 이유를 만들어준다. "적성에 안 맞아", "난 이런 쪽에 재주가 없는 것 같아" 또는 정확하게 자신을 평가하는 경우도 있긴 하다. "요즘 주변 정리가 안 돼서 집중이 안 돼", "불편한 사람을 안 만나야 해" 등등. 그런데 이런 정도로 자신을 파악하는 사람들은 대부분 30대 언저리는 되는 경우가 많았다. 고등학생 정도만 해도, 자신의 불안함이 집중에 얼마나 영향을 미치는지 잘 모르는 경우가 많았고—막연하게 "집중이 안 되는 것 같다" 정도이지 "내 능력을 몇 퍼센트 정도 발휘하지 못하고 있는 것 같다"는 정도로 표현하려면 20대 후반이나 30대 초반의 로스쿨 학생이거나, 어려운 자격시험, 대학원 시험 등을 준비하는 정도의 인생

경험이 쌓여야 된다.

불안함이 신지(神志)에 미치는 영향은 신지(神志)가 좁아지고 흐려진다는 것이다. 안경에 기름이 묻은 것처럼, 난시가 아닌데 난시 안경을 쓴 것처럼, 도수가 맞지 않는, 테가 좁은 안경을 쓰고 뛰는 것처럼 머릿속이 불분명해지게 된다. 생각하는 시야가 좁아지는 터널링 효과도 당연히 나타나게 된다. 심리학에서는 불안이 높을수록 작업기억능력이 낮아진다고 한다. 작업기억력이란 정보들을 일시적으로 보유하고 각종 인지적 과정을 계획하고 순서 지으며 실제로 수행하는 작업장으로서의 기능을 수행하는 단기적 기억이다. 이는 단순한 사실들을 나열하는 식으로 기억하는 것이 아니라 자신에게 필요한 것들 위주로 기억을 순서 짓고 나누며 그룹으로 만들어서 기억하는 좀 더 고차원적인 기억능력으로, 모든 형태의 학습 및 집중에 기초가 되는 능력이라고 할 수 있다. 많은 기능, 보다 입체화된 기능 등은 많은 에너지를 필요로 하는 것이 기본이다. 불안이 높으면 전체 신경계의 에너지가 불안에 사용된다. 불안이란 생존과 관련된 감정이기 때문에 신경계의 자원 분배에 있어서 가장 최우선에 해당된다. 그러므로 불안이 높으면 작업기억능력뿐만 아니라 필수적이지 않은 다른 대상에 대한 집중력 또한 제한을 받게 된다. 불안이 높은 사람, 하얗게 질린 사람들은 어떠한가? 연신 눈을 두리번 거리게 된다. 눈동자가 움직이게 된다. 이는 진화의 역사상 필요에 의해 만들어진 것으로 주변에 혹시 있을지 모를 신체적 위협을 탐색하게 만드는 것이다. 당장 생존에 필요하지 않은 수학이나 물리 등에 주의를 분산시키지 않도록 되어있다.

긴장이 높은 경우

불안이 높은 경우보다는 부모들이 좀 더 쉽게 파악하는 편이다. 낯선 사람을 만날 때 눈에 띄게 경직이 된다든지, 학교에서 시험을 보기 전에 등이 뻣뻣해진다든지, 같이 외출을 했을 때 조금이라도 낯선 곳, 낯선 행동과 모험은 거부를 한다든지 하는 것이다. 그래서 "시험볼 때에 지장이 있을 것 같다. 시험 시간에 당황하거나 긴장해서 성적이 낮을 것이다"라고 생각은 하지만, 이 긴장이 어느 정도는 일상적인 상황이라는 것을 알지는 못하는 것으로 보인다. 즉, 어떤 상황에서는 긴장이 높지만, 평상시에는 그렇지 않다고 생각하는 것인데, 이는 사실과 다른 경우가 많다. 이런 아이들은 평상시에도 긴장이 높다. 평상시에도 물이 턱밑까지 차올라 있다고 할까? 그런 상황에서 물을 조금만 부어줘도 금방 코로 물을 들이마시게 된다. 물론 긴장이 다른 아이들보다 급속도로 차오르는 경우도 있다. 이런 경우도 문제가 되긴 하지만, 그리 많지는 않다. 아이들은 왜 자신이 평상시에 긴장이 높다는 것을 알지 못하고 있을까?

만약 겉으로 보기에 눈에 띄도록 긴장을 하는 모습을 볼 수 없는 아이들의 경우에는 어떻게 알 수 있을까? 우연히 만져보면 어깨나 뒷목, 늑골의 근육이 경직되어 있는 경우가 흔하다. "넌 왜 목과 어깨가 이렇게 딱딱하니?"라고 물어보긴 하지만, 아이들은 대체로 "잘 몰라요", "난 괜찮은데?"라고 대답하는 경우가 대부분이며, 긴장과 관련된 대화는 그렇게 끝나게 된다. 치료를 하다보면 재미있는 경우들을 보게 되는데, 이런 긴장이 높은 아이들은 가슴이 평소에 답답함을 느끼게 되어 있다. 가슴의 근육들이 긴장되어서 굳어있기 때문에, 호흡 당시의 흉곽의 움직임이 부자연스러워서 그런 것이다. 이런 아이들이 치료를 받고 나서 부모님에게 어떻게 이야기할까? "가슴 답답한 게 없어졌어!"이다. 그럼 부모들은 대체로 이렇게 반응한다. "가슴이 답답했으면 말을 했어야지! 지금은 괜찮아?" 아이들은 왜 미리 말을 하지 않았을까? 가슴이 답답하다고! 정답은, 본인도 몰랐기 때문이다. 하루에도 몇 번씩 가슴이 후련했다가, 가슴이 답답했다가를 반복한다면 아마 지금 가슴이 답답한지 아닌지를 알겠지만, 요즘 아이들의 생활이 그렇지 않다. 그냥 꾸준히 답답하게 되면 스스로도 모르게 된다. 어쨌든 이걸로 끝이 나면 좋겠지만, 이 오래된 긴장도가 짧은 시간의 치료만으로 완전히 해소되지는 않기 때문에, 여기서 또 치료를 더하게 되면, 다시 긴장도가 내려가서 답답함이 더 없어지게 된다. "지난번에 가슴이 시원하다고 생각했는데, 지금보니 그때도 답답함이 남아 있었던 거네요." 이런 이야기도 흔히 듣게 된다.

여기서 말하고자 하는 것은, 한의학이 치료효과가 좋다든지 하는 것들이 아니다. 인간의 감각과 관련된 것은, 각각의 경험과 현재의 상태에 따라 평가가 달려있기 때문에, 오류가 많다는 이야기를 하고 싶은 것이다. 인간의 감각과 그 평가는 경우에 따라서는 놀랄만큼 정확하지만 어떤 때는 형편없기도 하다. 결국 일반적인 시각에서 도움이 되는 것이라면 지인이나 친척 등과 우호적인 관계를 꾸준히 유지하며 수개월에 한 번씩 만나서 다른 사람의 시각에서 아이를 바라보는 것이 그나마 도움이 된다고 할 수 있겠다. 실제로 친정 어머니가 오랜만에 아이를 봤는데 좀 걱정하시더라, 이모가 보기에 지난번과 다르다고 상담을 받아보라더라 하는 식의 내원 사유가 상당히 많다. 이런 아이들이 숙제를 하거나 수업시간 중에 보이는 태도로는 어떤 것이 있을까? 일단은 모든 걸 무척 '힘들어한다'고 표현 할 수 있겠다. 긴장이란 힘이 들어가있는 상태이다. 마음의 긴장은 신체적 긴장도 항상 함께하게 되어있다. 특수한 훈련을 받는다면 조금 다르긴 하겠지만, 긴장이란 에너지를 소모하는 현상이다. 편안하고 이완되어 있을 때보다는 몸과 마음이 긴장된다는 것은 에너지를 과잉 소모하고 있는 상황인 것이다. 연비가 나빠져 있는 상태라고 볼 수 있다. 그러니 조그마한 과제나, 짧은 수업 후에도 다른 일에 금방 시작해서 들어가지 못한다. 좀 쉬어야 한다. 쉬고 싶다는 이야기를 자주 한다. 집중력을 유지하는 시간과 몰입도가 상황에 따라 차이가 많이 난다. 본인이 편안해 하거나 좋아하는 것에는 보다 쉽게 접근하고 시작도 가능하지만, 쉬운 내용이라도 장소가 불편하거나, 선생님이 긴장을 유발하는 목소리와 표정이라면 금세 집중력의 저하를 보이게 된다. '애는 왜 이렇게 잘 지칠까'하는 생각이 든다면 긴장이 과도하지는 않나 하고 생각해 볼 필요가 있다. 긴장이 높으면 초기에는 일단 잠이 덜 온다. 아이가 정신을 차리는 것 같기도 하다. 신지(神志)를 예로 든다면 머릿속이 또렷한 느낌은 든다. 그러나 집중을 하고 있는 것처럼 보이기는 하지만, 그 대상에 대한 이해력은 상당히 떨어지게 된다. 잠도 오지 않고 또렷하지만 이해는 되지 않는 상태. 그 것이 긴장한 상태에서의 신지(神志)가 된다. 이는 마치 각성제를 먹은 것과 비슷한 상태이다. 나중에 치료의 방법에 대한 이야기에서 다시 설명할 일이 있겠지만, 잠이 오지 않는다고 학습이 잘 되는 것은 아니다. 다만 시킨 일을 잘 흉내 낼 수는 있을 것이다.

우울한 경우

우울한 느낌, 울적한 느낌은 슬픈 느낌과는 다르다. 슬픈 느낌이라는 것은 일시적으로 지나가는 날씨 같은 것이라면, 이런 우울감은 계절의 기후처럼 변화가 빠르지 않고 끈적끈적하게 붙어있는 감정이라고 할수 있겠다. 슬픈 일이나 사건을 경험하고 나면 이후에 정서가 회복된다고 생각하지만, 상처받은 정서 신경은 원상회복되지는 않는다. 마치 스폰지를 가볍게 누르면 다시 올라오지만, 심하게 누르면 누른 자국이 남는 것처럼, 슬픈 사건을 자주 경험한 아이들은 울적함이 몸과 마음에 배이게 된다. 이런 아이들은 보호자가 보기에 얌전하다고 평가하는 경우가 많다. 조용히 있는 것을 좋아한다, 말을 잘 듣는다, 지시를 잘 이행한다. 협조적이다. 활동적이지는 않다 등 이런 아이들을 가르키는 말은 많다. 적극적이지는 않다, 뭔가를 열심히 하지는 않는다, 미치도록 좋아하는 것이 없는 '균형이 잡힌 듯한 아이'이다 등도 있다. 게임도 열심히 하지 않는다, 참 착한 아이다 이런 인식도 있다. 그렇지만 학습에도 크게 흥미를 느끼지는 않는다, 멍하게 잘 있는다, 몽상가다, 딴생각에 잘 빠져든다 등의 모습은 좀 아쉽다는 지적도 받고는 한다. 비슷한 경우를 본다면 조용한 ADHD가 있을 수 있다. 또는 지능이 좀 낮거나, 공부에는 재주가 없다는 이야기를 듣기도 한다. 그러나 사실 지능이 낮아보인다거나 공부에 재능이 없는 것처럼 보이거나 하는 것은 결과만 보고 이야기하는 것으로 그것이 사실이라고 확정적으로 말할 수는 없다. 여기서 우리가 알아야 하는 것은, 아이를 볼 때와 어른을 볼 때의 바라보는 시각이 달라야 한다는 점이다. 평가하는 기준점이 달라야 한다. 소년체전의 기록과 성인 체육대회의 기록 기준은 다르지 않은가? 더구나 시니어 대회는 더욱 더 다르다. 젊은이, 청년이 만약 특별히 하는 일 없이 얌전히 앉아서 몇 시간이고 자주 있다면, 왜 저렇게 애늙은이 같은가? 하는 소리를 듣게 된다. 반면 노인들은 회상에 잠겨 몇 시간씩 가만히 앉아있어도 하나도 어색하지 않다. TV를 볼 때는 어떤가? 재밌는 프로그램을 볼 때 아이들은 어른들보다 훨씬 많이 웃기도 하고 반응도 빠르다. 나이가 들어갈수록 리액션도 줄어들고 프로그램의 내용에 대한 감정적 반응도 잔잔하다. 진폭이 크지 않다.

아이들의 활력 기준과 어른들의 활력 기준이 달라야 한다는 이야기다. 어른들은 걸어가도 아이들은 뛰어간다. 아무도 그것을 이상하게 생각하지 않는다. 원래 그런거니까. 마찬가지로, 아이들이 쉽게 지루해하고, 가만히 있지 못하는 것은 어느 정도는 정상적인 반응으로 생각해야 한다. 기준이 다르다. 통상적으로 아이들의 정서적 평균치는 대략 어른들이 아주 기분 좋은 때를 기준으로 삼아야 한다고 본다. 어른들이 기분이 아주 좋아서 활달한 상태, 말도 막 하고 싶고, 자꾸 움직이고 싶고, 사람들도 만나고 싶고 이런 상태가 아이들의 기본 상태라고 인지해야 한다. 만약 아이들의 정서적 상태와 외부에 대한 호기심, 흔히 오지랖이라고 부르는 참견 성향 등이 어른과 같다면, 아이가 우울한 상태가 아닌가 하는 의심을 하는 것이 합리적이기도 하고, 가족의 미래를 위해서도 올바른 마음의 준비 자세라고 생각이 된다.

흔히 어른들은 아이가 자신과는 다른 존재라고 생각한다. 맞는 말이긴 하다. 그러나 음식점에서 어른용 메뉴와 어린이용 메뉴가 다르긴 하지만 음식 자체가 전혀 다른 것은 아니다. 뭔가 부족하거나 애매모호할 뿐이다. 어른들은 우울할 때 어떤가? 적극적인 참여, 대범한 시도, 창의적인 아이디어 이런 것들이 보이는가? 그렇지 않다. 여러분 대부분들은 기계적인 일만 하고 있을 뿐이다. 우울증은 아니지만, 그렇다고 활력이 있는 상태도 아닌 것이다. 그래서 그 많은 자기계발서들이 필요한 것이다. 이렇게 활력이 없는 상태, 무기력한 상태의 아이들은 공부에 재능이 없는 것으로 받아들여지기가 쉬운데, 활력은 어떻게 생기는지, 어떻게 다루고 집중해야 하는지를 교육받지 못하거나 경험하지 못한 경우가 많은 것으로 보인다. 부모들이 특히 엄격하거나, 자신만의 분위기를 은연중에 아이에게 강요하는 경우, 말로는 자유롭게 키운다고 하면서 자신의 분위기에서 조금만 벗어나도 딱딱한 표정과 경직된 분위기로 아이를 다루는 경우를 흔하게 본다. 활력을 경험해 보지 못한 아이가 어떻게 열정을 알 것이며, 뭔가를 이루어 나가는 즐거움, 자신만의 의지가 외부에 투사되어서 자유와 성과를 만들어가는 기쁨을 느껴보지 못한 아이는 그런 것이 있다는 것을 상상도 하지 못한다. 그러니 현재의 아이에 대한 평가는 지금 현재의 결과만을 보고 평가하는 것으로, 만약 다른 환경에서 자라났으면 지금의 이런 모습일까 하는 것에는 아무도 답을 할 수가 없다. 분명한 것은 우리 사회가 모든 아이들의 재능과 지성을 충분히 끌어내지 못하고 있다는 것이다.

화가 나 있는 경우

화가 나 있거나, 짜증이 나 있거나, 격앙이 되어 있거나 하는 등 일종의 홧병이 있는 경우이다. 이런 아이들은 주로 활달하다, 욕심이 많다, 개방적이다, 고집이 세다, 성격이 급하다, 침착하지 못하다 이런 식의 오해를 많이 받는다. 실제 행동도 많이 그런 편이다. 형제들과 잘 싸운다든지, 공공장소에서 떼를 쓴다든지 자기 내키는 대로 행동한다든지, 과격한 모습을 보인다든지 하는 식이다. 화라는 것이 에너지가 일어나는 상태이기 때문에 어떻게 보면 건강해 보이기도 한다. 열이 많다는 식의 진단을 받기도 한다. 사실 이런 아이들은 대체로 건강한 상태였던 경우가 많다. 지속적으로 화가 나 있는 것, 화가 나 있는 몸의 상태를 유지한다는 것은 체력적으로 부담이 가는 일이다. 지치게 된다. 그럼에도 꾸준히 그런 모습을 보인다는 것은 기본적인 체력이 있다고 볼 수 있거나, 육체가 어리기 때문에 버틸 수 있는 부분이다.

화가 나 있는 경우뿐만 아니라 정서적인 모든 부분에서 아이의 불편함에 대해서 이야기를 하다보면, "쟤가 그럴 이유가 뭐가 있어요. 그럴 이유가 없어요!" 이런 반응이 제일 흔하다. 결국 사건 중심으로 보는 한계가 그렇다. 사람과 사람이 불편한 것은 사소한 감정, 서로의 코드 안맞음의 문제가 대부분이다. 또 아이들의 성향과 주변의 환경, 즉 공간적, 물질적 환경과 양육자의 심리적 성향의 문제로 아이들이 은근히 화가 나 있는 상태인 경우를 많이 본다. 아이가 화가 났을 때, 아이를 기분 나쁘게 했을 때, 자신이 대화를 할 때 어떤 분위기를 풍겼거나, 어떤 단어를 선택해서 아이가 기분이 상했구나 하고 생각하는 사람이 없다. 대화라는 것, 서로 상대와 조율해가는 면에서 아이와 보호자의 대화를 살펴본다면, 보호자는 초월적 갑질을 하고 있다고 볼 수 있다. 상대방의 반응을 고려하지 않는 대화를 해본 적이 있는가? 그런 대화를 당해본 적이 있을까? "내가 이런 말을 하면 저 사람이 어떤 반응을 보일까"하는 생각은 의식적, 무의식적으로 누구나 하고 있는 것이다. 부모가 자녀에게 내키는 대로 말하는 것이 무슨 상관이냐고 생각할 수 있겠지만, 요즘 아이들은 예전 부모 세대의 아이들이 아니다. 어릴 때부터 온갖 동영상을 보고 또 다양한 사람들을 만나면서 자란다. 그만큼 견문이 넓다. 비록 그 견문을 내재화해서 자신의 것으로 정리하지는 못했지만, 어른 대접 받는 것에 대해서는 예전 세대보다는 훨씬 교육이 잘 되어 있다. 익숙해져 있다고 보겠다.

부모나 그 당시의 환경에 대해서 화가 나 있는 아이들은 당연히 지시에 따르는 것에 대한 반감이 있고, 더 나아가서는 누군가의 질서를 따르는 것에도 당연히 거부감을 갖는다. 그러므로 점차 학교나 사회가 중요하게 생각하는 가치나, 규범 등에 대해서 반대편에 서는 경우가 많다. 즉, 적극적인 반항이면 과잉행동, 소극적인 반항이면 주의집중력 장애 등의 형태로 나타나게 된다. 또한 작업 기억과 판단, 평가, 연산, 추론, 논리적 사고, 의사결정, 논술 등의 능력이 제한된다. 에너지적인 측면에서 보면 에너지를 순차적으로 풀어내서 소모하는 작업들을 제한하게 된다. 분노란 불안과 마찬가지로 생존을 위해서 꼭 필요한 것이기 때문이다. 분노란 자신을 지키기 위함이다. 반격에 나서야 한다는 위급신호이다. 위급한 상황에서 인지기능이 제한되는 것은 당연하며, 그래서 이성적 능력이 필요할 때에는 차분하게 마음을 가라앉히라는 주문을 받는 것이 전세계에서 공통인 이유이다. 화를 내면 전두엽과 두정엽에서 혈류의 흐름이 낮아진다는 보고도 있다.

두렵거나 위축된 경우

두려움은 극단적으로 신지(神志)를 위축시킨다. 공포에 질렸거나, 너무 무서운 상상을 하게 되었을 때 자신의 집 전화번호, 현관 비밀번호가 기억이 나지 않는 경험은 누구나 있을 것이다. 더구나 공포에 오랫동안 시달렸을 경우 치매 발생률이 높아진다는 연구도 많이 있다. 어쨌거나 아이들의 경우는 스스로 어떤 감정에 지배되고 있는지 모르는 경우가 많기 때문에 더 문제가 된다. 얌전한 아이, 고분고분한 아이로 보이기도 하고, 그냥 겁이 많다고 생각되기도 한다. 겁이 많다는 것에 별로 의미를 두지 않는 경우를 많이 보지만, 이런 분들은 아이를 겁이 날 수 있는 상황에 노출시키지만 않으면 되지 않냐고 많이 생각한다. 그러나 아이의 마음 바탕이 어떤지 어떻게 알 수 있을까?

겁이 많은 아이들은 실제 평상시에도 위축이 되어 있는 경우가 많다. 이는 신경계가 덜 활발하다는 의미이고, 본인이 충분히 활짝 열 수 있는 정신적 시야를 두려움 때문에 좁은 시야와 소견을 가지고 살고 있다는 뜻이 된다. 특히 공포, 두려움은 신체기능을 저하시킨다. 한의학에서는 두려움이 신장(腎臟)에 끼치는 해가 좀 더 크다고 본다. 앞장에서 설명한 오장(五臟)기능의 저하가 신지(神志)에 미치는 영향에서 신장(腎臟)의 중요성에 대한 부분을 다시 떠올려 본다면 신장(腎臟)이란 원기(元氣)를 주관하는 곳으로, 곧 인체의 중요한 엔진과 같다. 신장이 약해지면 엔진이 꺼지는 것과 같으므로 비행기라면 추력을 잃게 되는 것으로 사람이 마치 불꽃이 사그라드는 것과 같은 형상이 되게 된다. 신지(神志)도 마찬가지이다. 두렵거나 정서적 위축이 오게 되면 신지가 확장되지 못하고 점점 수축하게 된다. 신지(神志)가 수축된다는 것은 소극적이 된다는 뜻이며 지적인 호기심이나 모험심이 사라지게 된다는 것이다. 가장 기본적인 것만 겨우 해내는 사람이 된다는 것으로, 보호자들이 안타까워 하는 대표적인 경우이다. 머리도 좋고, 집중도 잘 하는 것 같지만 더 이상은 없는 아이, 조금만 더 의욕을 내면 되는데 금방 세상과 주변에 대한 문을 닫는 아이, 기본만 하는 아이, 세계관이 좀처럼 확장되지 않는 아이들은 두렵거나 위축감이 마음 바탕에 깔려 있는 것은 아닌지 살펴볼 필요가 있다.

이런 두려움은 신체적인 부분에서 올 수도 있지만, 지금은 감정적인 것에서 오는 신지(神志)의 부족함을 다루는 장이기 때문에, 그 부분에 대해서만 이야기하자면, 결국 자신감을 부족하게 만드는 것은 이런 아이들에게 무조건 좋지 않다고 보겠다. 두려움은 불안, 분노와 함께 생명을 유지시키는 기능이다. 즉각적인 대응을 요구하고, 생각이 많아지면 행동이 느려질 수 있으니 오직 눈앞의 위험에만 집중하도록 인체를 조작한다. 그렇지 못한 개체들은 모두 목숨을 잃었을 것이다. 또한 사회적으로 격리되거나 따돌림을 당했을 때 인간은 두려움을 느낀다. 무리에서 떨어져 나오는 것은 어떤 동물에게도 위험이다. 그러므로 두려움을 느낄 때에는 주변 사람들의 시선과 그들과의 관계에 좀 더 신경을 뺏기게 되고, 우선순위를 두게 된다. 즉, 눈치를 심하게 보게 된다. 자신이 해야 할 학습 같은 것보다는 무리 속에서 밀려나지 않는 것이 중요하게 된다. 자신도 모르게. 이는 자신감이 없는 것과 같다. 자신감과 신지(神志)의 관계가 상관 없다고 보는 사람도 있겠지만, 실제로 인간의 모든 정신적 능력은 사실 각각 분리할 수 없는 것들이다. 집중력, 인지능력, 이해능력, 정서적 회복력과 안정감, 지적인 호기심, 자신감, 긍정적인 마음 이런 능력과 재능은 서로 연결되거나, 이쪽에서 저쪽으로 금방 변형될 수 있는 것들이다. 인간의 지적인 능력이란 것은 결국 뿌리가 하나이며 그것이 저쪽으로 가지와 잎이 많이 나면 음악적 재능, 이쪽으로 많이 나면 수학적 재능 같은 것이다. 지능의 연구와 분류에 대한 연구들을 살펴보면 그 누구도 지능의 본래 면목에 대해서는 말하지 못하고 있다. 모든 연구는 지능이란 존재가 어떤 옷들을 갈아입고 우리 앞에 나타날 수 있는지에 대해서만 보여주고 있다. 결코 지능은 알몸을 드러낸 적이 없다. 당연하다. 우리가 지능이란 존재 자체를 알고 있다면 결코 머리 나쁜 사람들을 그대로 두지는 않았을 것이다. 네트워크를 안다는 것은 네트워크를 구성할 수 있고, 유지 보수와 개선을 할 수 있다는 것을 말한다.

정서적으로 안정감이 부족한 경우

정서지능이라고 부르기도 하고 감정 회복력이라고 부르기도 하는 것 같은데, 딱 맞는 정확한 표현 같은 것은 없다. 그냥 감정이 불안정한 경우이다. 인간이 느끼는 대표적인 희, 노. 애, 락뿐만 아니라 두려움과 공포, 우울감으로 표현되는 무거움 등이 안정되지 못하고 끊임없이 요동치는 경우이다. 마치 한 방향으로 꾸준히 못 가고 끊임없이 핸들을 좌우로 돌리면서 동적인 평형을 유지해 줘야 직선으로 갈 수 있는 상태가 좋지 않은 자동차처럼 보이기도 한다. 이유 없이 기분이 올랐다가 가라앉거나 하는 경우도 흔하지만 그렇다고 조울증의 수준은 아니다. 용기를 냈다가도 금방 식어버리거나, 기뻐도 순수하게 기뻐하지 못하고 슬퍼도 순수하게 슬퍼하지 못한다. 모든 것이 불순물이 끼어있는 선명하지 못한 감정 상태를 보이게 된다. 당연히 신지(神志)가 일관되지 못하게 된다. 신지(神志)가 선명한 경우도 있긴 하겠지만 1초 이하의 단위로 상태가 계속 달라질 수도 있다. 이는 마치 감정이라는 것을 담는 그릇이 작거나 아니면 그릇이 깨어져 있는 것 같이 보이기도 한다. 육체적인 문제에 의해서도 많이 생기지만 정서 자체에 의해서도 문제가 일어나기도 한다. 사람 자체가 정서적 에너지가 적거나, 아니면 양육환경에서 충분히 정서지능이 발달하지 못한 경우도 있다. 특히 보호자나 양육자와 코드가 맞지 않거나, 늘 자신이 충분히 이해받지 못하고, 자신이 남과 완전히 소통하는 경험을 하지 못하게 된 경우도 많이 있다. 보호자들 중엔 자신이 정신적, 정서적 혼란에 빠져있는 것을 굳이 아이 앞에서 감추려 하지 않는 경우가 많다. 아이들은 부모의 눈빛에 집중을 많이 하고, 의외로 영향을 많이 받는다. 노래 가사처럼 누군가의 거친 눈빛과 불안정하고 혼란에 빠진 모습을 계속 보고 있노라면 어른도 혼란스러워지기 일쑤이다. 또한 지나치게 교훈적인 사람들의 자녀에게서도 이런 혼란이 많이 보인다. 좋은 일이 생겨서 아이가 기뻐하면 거기에 꼭 제약을 거는 사람들이 있다. 아이가 기뻐할 때 "어려운 사람들도 잊지 말아라", "지난번에 너가 실수 했던 것을 잊으면 안돼", "지금 너무 기뻐하지 말고 미래를 대비해야 해" 등등 이외에도 상상할 수 없는 기발한 대화들이 많다. 이런 내용들 자체에 문제가 있지는 않다. 그러나 어른들끼리 대화할 때도 '재수 없다'고 생각될 수 있는 상황이 많다는 것이다. 내용은 문제가 없지만 항상 박자의 문제다. 노래에서 박자를 못맞추면 '박치'라고 한다. 음이 아무리 정확해도 박자를 못맞추면 그것은 노래를 못 부른 여러 경우 중에 하나가 된다.

감정이란 하나의 에너지이고 신경학적인 관점에서는 한 흐름의 전기 화학적 연쇄반응이 된다. 일어난 감정이 충분히 발산되고 흐름이 종결되기 전에 계속 타의에 의해 끊기게 되면 그것이 감정을 상하게 한다. 실제로 감정을 담당하는 전기 화학적 흐름을 끊게 된다. 상처가 그래서 만들어지는 것이고 몸에 남게 되는 것이다. 또 다른 경우는 감정을 충분히 발달시킬 기회를 갖지 못하거나 주지 않은 경우이다. 선천적으로 감정이 풍부한 경우도 있다. 마치 선천적으로 운동신경이 뛰어난 경우도 있듯이 말이다. 그러나 어느 정도는 훈련과 자극에 의해서 발달이 가능하다. 여러 다양한 감정들, 그중에서도 꼭 필요한 것은 좋은 감정, 경탄에 가까운 느낌들이다. 부정적인 슬픔이나 놀람 등이 있어도 괜찮다. 그러나 좋은 것이 없는 상태에서의 부정적인 경험들은 무조건 나쁘다. 좋은 경험이 있어야 부정적인 경험에서도 그것이 잘못된 것임을 알며, 그 상황에서 회복해야만 한다는 것을 배우게 된다.

감정의 크기를 키우는 것, 감정의 그릇을 확장하는 것, 감정 에너지의 밀도를 높이는 것은 압도당할 정도의 좋은 감정이다. 상담실에서 보면 부모가 캠핑도 자주 같이 다니고, 여러 경험들도 같이 하는데 아이는 감정적으로 메마르거나 감정의 진폭이 작은 경우가 있다. 나름대로 부모도 노력을 하고 있다는 것을 알 수가 있다. 아이의 정서발달에 좋다고 해서 다양한 활동을 하는데 왜 이런 일이 생긴 것일까? 정서가 풍부하다, 정서지능이 높다, 정서의 회복력이 좋다는 것은 생존경쟁에서 굉장히 유리한 일이다. 생존경쟁에서 유리하다는 것은 궁극적으로 신지(神志)에 크고도 좋은 영향을 미친다는 말이다. 그런데 왜 정서가 풍부해지지 않을까? 자신의 한계를 뛰어넘게 하고, 자신을 바뀌게 하는 것은 그냥 그저 그런 경험이 아니다. 압도적인 경험이다. 신지(神志)를 한계 너머 확장시키는 것도 압도적인 지적 경험이며, 정서적 크기와 한계를 넘어서게 하는 것도 압도당하는 거대한 크기의 체험이다. 그것만이 성장을 불러일으킬 수 있다. 육체의 경우를 보면 더 뚜렷이 이해할 수 있다. 근육을 키우거나 신체 능력을 강화시키는 노력을 할 때, 힘들지 않고 성과를 보는 경우가 있는가? 모두 자신의 기존 능력치를 넘어서는 신체적 경험을 강요받는다. 고통을 요구받는다. 그리고 그 고통에 익숙해지면 또 한계치를 올려서 다시 고통을 요구받는다. 자신의 한계를 넘어서는 것은, 자신을 압도하는 경험이 필요하다.

왜 부모가 노력해도 아이는 그만큼 정서적 그릇이 커지지 않는 것일까? 결론부터 말하면, '부모가 매력을 발산하지 않아서'이다. 경치와 커피가 좋은 카페를 즐기려고 한다면, 누구와 함께라도 상관없이 카페만 가면 되는 것일까? 타는 참나무 장작을 보고만 있으면 힐링이 되는 것일까? 옆에 있는 누구와도 상관없이? 만약에 그렇다면 그 사람은 아주 오랫동안 정서적 경험에 굶주린 사람임에 틀림없다. 이런 경험들은 사막에서 조난 당한 사람에게 주는 물 한모금 같은 것이지 그 사람의 건강을 되찾게 해주거나 풍요롭게 해주지는 못한다. 아이와 캠핑을 하더라도 부모들이 심드렁하게 있으면 효과가 크게 떨어진다. 데려와 줬으니 신나게 즐겨라, 즐기는 모습을 보여라 하는 것은 우리가 돈을 지급하는 상대에게서나 가능한 일이다. 그리고 그 상대에게는 그것이 일이 될 뿐 자아계발이 되지는 않는다. 만약 재미없는 상대와 데이트를 한다면 어떨까? 아무리 멋진 곳을 걸어도 그냥 그런 시간일 뿐이다. 압도적인 이성과 같이 있다면? 같이 지하철 승강장에서 다음 열차를 기다려도 그것은 영화의 한 장면처럼 당신 인생에 기억될 것이다. '부모가 매력을 발산하지 않아서'라는 것은, 부모가 매력적인 사람이 아니라는 말과는 다르다. 매력적인 사람이 되려고 노력하지 않는다, 매력적인 모습을 보여주지 않는다, 무성의하다는 말과 더 가깝다. 생각하고 상상해 보라. 아이들과 시간을 보낼 때 무심코 드러나는 당신의 표정을. 그런 표정관리가 안 된 모습을 누구에게 보여주겠는가? 아무리 친한 친구네와 어울려도 그런 무표정한 모습을 보일텐가? 만약 부모 자신들에게 중요한 기회가 왔다고 생각해 보자. 그래도 그렇게 있을 것인가? 그렇지 않을 것이다. 어떻게든 매력적으로 보이기 위해 노력할 것이다. 상대방에게 깊은 인상과 호감을 남기기 위해 연구에 연구, 노력을 거듭할 것이다. 그러나 아이 앞에서는 그렇지 않은 경우를 많이 본다.

어떤 이들은 말한다. "나도 좀 쉬어야 한다"고. "언제 쉬냐고"도 말한다. 안타깝게도 남녀를 불문하고 이런 어른들이 생각보다 많다. 아이와는 쉬는 것이 아니다. 아이와는 노력하는 것도 아니다. 아이와는 '인생을 즐기는 것'이다. 아이를 사랑하거나, 아이를 사랑하려고 노력해야 한다. 때론 자신의 가치관과 인생을 송두리째 바꾸더라도 그것은 단 하나의 기준점, 단 하나의 등대를 향해 있어야 한다. 아이를 사랑하는 것, 아이와의 시간과 인생을 즐기는 것. 그것이 아이의 정서를 풍부하게 하고, 신지(神志)를 발달시키며, 부모를 재충전해준다. 지친 부모들은 쉬는 것이 필요하지 않다. 재충전이 필요할 뿐이다. 쉬는 것은, 과거 농사짓던 때의 습관일 뿐이다. 그리고 그때에도 사람들은 가만히 움직이지 않고 쉬기만 한 것이 아니라 놀이를 하며 놀았다. 쉴려고 노력하는 것은, 쉬면 혹시 재충전이 될까 싶은 바람에서 비롯된 것일 뿐이다. 이 지식 산업의 시대는 즐겨야 재충전이 된다. 단순히 쉬는 것은 충전 효율이 떨어진다. 자녀와 즐기는 인생은 급속충전이다. 자녀야말로 급속충전기가 되는 것이다. 결국 선순환의 고리를 어떻게 만들어 가느냐 하는 것이다.

자녀가 정서적으로 풍부해지면 신지(神志) 또한 안정적이 된다. 안정적이 된다는 것은 예측 가능하다는 말이며, 장단점을 파악하기가 쉽게 된다는 이야기이며, 미래를 계획하기에 도움이 된다는 것이다. 정서가 풍부하다는 것은 뇌를 포함한 몸의 신경계에서 정서를 담당하는, 원시 지능을 담당하는 조직이 탄탄하고 활기있고, 건강하다는 말이다. 신경계의 중요한 부분들이 건강해야 당연히 신지(神志) 또한 커질 수 있다. 신지(神志)가 커지고 확장되기 위해서는 육체가 자신의 한계를 넘어서서 발전해야 하고, 정서가 풍부하고 확장되어야 한다. 그래야 안정적인 신지의 발전이 가능하다.

이성적 상태:
지적인 훈련은 언제라도 부족하다.

지성이라고 할 수도 있고, 생각, 가치관, 개성, 문화의 문제라고 볼 수도 있다. 집중력, 자기통제력 등이 부족한 경우에 다시 또 생각, 가

치관 등을 포함하는 생각의 문제라고 말한다면 마치 의지의 문제라고 말하는 것처럼 들린다. 실제로도 주의집중력에 어려움을 겪는 사람들에게 사회는 정신력이 부족하다거나, 목표의식이 없다든지, 게으르다든지 등 지적을 많이 하는 편이다. 여기서 말하려고 하는 생각과 지성의 문제라는 것은 힘의 문제를 말하는 것이 아니다. 정신력의 문제가 아니다. 물론 정신력이 약한 경우도 있다. 미리 전제해 놓고 시작한 집중력의 3요소에서 육체와 정서와 지성의 조합, 비율, 상호영향력 등이 집중력이라고 말하는 지적인 능력을 좌우한다고 했다. 이는 다이어그램처럼 평면에서 서로 교집합을 이루는 것으로 편하게 생각할 수도 있지만, 실제로는 피라미드 구조처럼 입체적이다. 피라미드의 아랫면이 육체, 중간 부분이 정서, 꼭짓점에 해당하는 부분이 지성이라고 할 수 있다. 그러니 지성의 측면이란 것은 좁게는 지적인 활성도를 말하는 것으로 생각할 수 있고 넓게는 목표를 계획하고 실행을 유지할 수 있는 육체와 정서와 지성을 모두 포함한 포괄적인 지적인 능력이라고 생각할 수 있다.

집중을 해야 하는 이유나 자신을 통제할 필요를 모를 때(문화가 없을 때)

현재 ADHD 진단이나 치료 과정에서 혼돈을 겪는 이유는 부모나 치료자, 의사들이 자기 자신의 어린 시절과 비교해서 아이를 바라보는 것이 큰 비중을 차지한다. 자신이 어릴 때,

학교를 간다 → 선생님이 지시한다
→ 다른 아이들이 모두 지시받은 행동을 한다 → 그것을 따른다

이런 패턴을 꾸준히 반복했던 사람들이 지금 의사도 되어 있고 치료사도 되어 있다. 우수한 학생, 집중력이 높은 학생이라고 말할 수도 있지만, 인간이라는 존재의 여러 능력치들 중에서는 극히 일부분일 뿐이다. 이런 사람들은 의문을 가져본 적이 거의 없다. 왜 지시를 따라야 하고, 왜 남들과 같은 행동을 해야 하는지는 의문의 대상이 아니라 그냥 선천적이라고 말할 정도로 무조건적으로 따라야 하는 것이었다. 그러니 지금 ADHD처럼 보이는 아이들을 이해할 수가 없는 것이다. 그러나 어떤 사회적 현상이나 개인의 행동을 이해하려면 환경을 먼저 생각해야 종합적인 판단을 내릴 수 있듯이, 지금의 아이들의 환경과 과거의 양육환경을 비교해 보아야 한다. 과거 1960년대~1970년대의 환경은 어땠을까? 일단 미디어 자체가 극히 제한되어 있다. TV 방송국은 서너 개도 되지 않고, 모두 흑백이며, 아이들이 볼 수 있는 프로그램은 매우 작다. 또한 낮에는 TV가 꺼져있다! 전화는 어떤가? 집에 있는 고정식 전화뿐이며 실시간 연락 같은 건 불가능하다. 인터넷은? 해외여행은 어떤가? 도대체 어디서 정보를 접할 것이며 눈을 시각적으로 현혹시키는 것들이 있었을까? 현대에서 과거를 체험하려면 대규모 정전 사태와 통신망 화재 말고는 불가능하다. 이런 시대를 보냈던 아이들에게는 책이라든지, 학교의 교실과 선생님이라든지 하는 것은 모두 새로운 자극이 되었다. 처음 접

해보는 새로운 것, 그리고 권위. 이런 것들이라면 아이들을 집중시키는 데에 요구되는 필요성을 충족시켰다. 현재에도 마찬가지이다. 군입대 훈련소를 가보자. 사회 각계각층에서 다양한 청년들이 모이지만, 연병장에 줄을 세워놓으면 모두 훈련소장님 말씀, 조교의 지시에 집중하고 있다. 거기에 성인 ADHD가 보이는가? 모두가 자신을 통제하고 있으며 앞으로의 생활에 대한 설명에 집중하고 있다. 이유는 하나다. 필요성을 느끼기 때문이다. 강압적인 분위기 때문이라고 말할 사람도 있겠지만, 어쨌든 집중을 하고 있다. 만약 ADHD로 진단 받은 사람이 강압적이거나 호의적이지 않은 분위기 때문에 집중을 할 수 있다면, 그럼 그 사람을 왜 ADHD로 진단했을까? ADHD 진단의 의미는 치료를 하지 않으면 지시를 따르지 못하고 자신을 통제하지 못한다는 것이 아니었나? 선택적 ADHD란 선택적 분노조절장애처럼 놀림감이 될 뿐이다.

어떤 사안에 대해 필요성을 느끼는지, 덜 느끼는지는 사람마다 모두 다르다. 그리고 그 필요성을 어떻게 인식시켜 줄 수 있는지가 교육의 첫 번째 조건이라고 볼 수 있겠다. 요즘 아이들의 경우 과거 부모세대가 그랬던 것처럼 "공부해야지!", "숙제해야지!" 등의 그냥 지시만 해서는 왜 해야 하는지를 모른다. 세상에 더 많은 재미난 것들이 있는데, 왜 시대에 한참 뒤떨어진 것 같은 형식과 내용에 집중을 해야 할까? 식당에서 보면 식사 시간 중에 아주 어린 애들에게도 동영상을 보여주고 있다. 그리고도 조금만 재미없으면 금방 다른 채널로 넘어가 버린다. 이런 일들은 아이들에게만 있지 않다. 어른들도 유튜브 같은 동영상 공유 사이트에 익숙하다 보니 조금만 서술이 긴 종이책 등은 읽기를 힘들어한다. 이미 소설 분야는 고전적인 장편소설 형식에서 웹소설, 웹툰의 짧은 단락의 연재 형태로 주요 독자층이 넘어간지가 오래되었다. 순간순간 흥미를 유발하지 않는 컨텐츠들은 더 이상 사람들의 주의를 끌지 못한다. 이런 사람들을 과거의 사람들이 봤으면 뭐라고 했을까? 틀림없이 꾸준하지 못하다, 성실하지 못하다, 주의가 산만하다고 이야기했을 것이다. 그렇다. 호흡이 빠른 것. 이것이 우리 시대의 주류 문화이다. 옛날 사람들의 깊고 느린 문화에서 얕은 대신 넓고 빠른 문화로 시대가 변하고 있다. 아이들은 이미 옛날 문화를 경험해 보지 못했고, 과거 시대를 경험했던 어른들도 빨리 물들고 변하고 있다. 이런 상태에서는 조금이라도 지루한 일에 집중을 하려고 하는 것은 많은 노력이 필요한 일이 되었다.

그리고 지금의 문화는 필요성이 있어야 노력을 하는 것이 그 기본적 성격이다. 이미 그렇게 교육을 시켜온 지가 꽤 되었다. 주체적이고 창의적인 사람을 만든다는 이름 아래, 이유없는 규칙과 규율, 노력은 무조건적으로 나쁜 것이 되었다. 그럼 공부나 과제에 집중해야 하는 이유를 만들고 학습을 시켰어야 하는데 그런 노력은 매우 부족한 상황이다. 그러니 아이들이 주의력을 당연히 지루한 일에는 사용하지 않는 것이다. 어른들이 이렇게 오염되어 있을 때 아이들은 어떨까? 옹알이 할 때부터 각종 동영상을 보면서 자란 아이들이 긴 시간 종이로 된 책에 집중하는 것은 당연한 어려움이겠지만, 실제적으로 어려운 점은 부모들도 이런 시대적 변화를 아이에게 어떻게 적응시키며, 부모 스스로도 자기의 일에 주의를 집중하는 패턴을 매 경우마다 어떻게 다르게 변화시켜야 하는가를 모른다는 것이다. 또는 이런 노력이 필요하다는 것도 모르는 경우도 많다. 부모들 스스로를 돌아보자. 채널을 돌려가면서 이것저것 서핑을 하면서, 조금만 재미없어도 화면을 바로바로 돌려버리다가, 오늘 신문의 긴 논설을 읽어보자. 아니면 경제면의 반면 크기라도 특집기사를 읽어보자. 잘 읽어지는가? 친구들과 신나게 전화 통화를 하다가 바로 중단하고 아이의 교과서를 읽어보자. 집중이 잘 되는가? 그러면, 다시 짜릿한 드라마를 보다가 분위기를 전환해서 회사의 업무자료를 검토하거나 집안의 각종 세금, 공과금 내역, 가계부 등을 30분 정도 탐구해 보자. 집중이 제대로 될까? 마땅히 집중해야 할 필요성을 느끼고 있는 어른들, 싫어도 주의집중을 하도록 훈련된 어른들도 이런 식의 전환은 무척이나 힘들다. 하루 이틀은 어떻게 가능해도 이런 식의 전환을 한 달 두 달 꾸준히 지속적으로 좋은 모습을 보이는 것은 불가능하다. 그런데 대부분의 부모들은 자신의 어렸을 때만 생각해서 아이들에게 지시만 한다. 지금은 시대가 다르다. 왜 해야 하는지를 납득시켜야 한다. 요즘 아이들은 설득이 되지 않으면 일단 거부한다. 왜 그러냐고 물어서는 안 된다. 어른들이 그렇게 만들었기 때문이다. 아이들용 컨텐츠들을 보라. 어른들이 시키는 것을 순응해서 잘 따라야 한다는 내용이 얼마나 될까? 오히려 나쁜 어른들의 말을 믿지 말고, 자신이 판단해서 자신만의 결정으로 위기를 넘기며 모험에서 승리하는 내용이 거의 대부분이다. 그런데 과거의 자신들처럼 짧고도 짧은 문장을 사용해서 공부하라고 지시한다면 그대로 아이들이 따를 수 있을까?

엄격하게 기준을 적용한다면 현 시대의 대부분의 어른들은 모두 ADHD라고 진단을 받을 수 있다. 점점 성인 ADHD 진단이 늘어나는 것이 그 사실을 반영한다. 아마 자신은 아닐 것이라고 반박하는 사람들이 많을 것이다. "내가 하는 일에 나는 집중을 할 수 있다"는 것이 그 증거라고 주장한다. 그러나 아는가? 아이들을 ADHD 질병이라고 몰아갈 때 하는 이야기가 바로 그것이다. "자신이 좋아하는 것, 하고 싶어하는 것에는 집중을 잘해도 흥미가 없는 것에 집중을 못하면 바로 ADHD다. 늦지 않게 치료해야 한다"고! 스스로에게 물어보자. 내가 십수 년을 집중하도록 훈련되었던 것, 내가 필요성을 꼭 마음에 새긴 것 말고 지금 당장 하기 싫거나 흥미를 못 느끼는 일에 집중하는 것이 가능한가? 그런 노력을 하고 있다면, 수많은 자기계발서의 작가들이 당신을 비웃고 있는 것을 발견할 것이다. "잘하는 것을 하라", "가치 있는 것을 하라", "시급한 것을 하라" 등등 당신의 개성에 맞지 않는 일을 하는 것은 어리석다고 말한다. 그래서 당신은 ADHD가 아니라고 생각하는 것이다. 그냥 필요성이 없어서 집중을 안 하는 것이고, 적성에 안 맞아서 집중과 노력을 안 하는 것이라고 생각하는 것이다.

　그런데 아이들에게는 인정사정이 없다. 아이들을 도대체 어떤 존재라고 생각하는지 모르겠다. 그렇게 지시를 잘 듣는 아이들로 키우려면, 60~70년대의 생활상을 완벽히 재현한 공간에서 아이들을 사육한 다음, 당시의 학교와 가정에 밀어 넣으면 된다. 그러면 말을 들을 것이다. 세계 1위의 행복도를 가진 국가에서 인터넷을 개방하고 해외에 문을 열고 나니 행복도가 크게 하락하고 있다는 이야기를 들은 적이 있을 것이다. 많은 지식과 정보는 생각을 바꾸게 하고, 생각을 다양하게 한다. 이미 요즘의 아이들과 과거의 아이들은 출발선이 다르다. 지금 20~40대는 60~70대의 지시를 따르고 삶의 교훈으로 삼는가? 그럴 수 없을 것이다. 이미 너무 많은 것을 보고 배웠고 체험했기 때문이다. 지성이 개발되었다. 더 많은 선택지가 늘어났을 뿐이다. 이런 상황에서 아이들에게는 과거를 답습한다. 이것 저것 자극적인 놀이에 잔뜩 풀어놓았다가 바로 즉시 다른 것에 몰입하라고 한다. 이런 지시에 잘 따르는 아이들은 소심하거나, 의존성이 높거나, 아니면 극히 협조적인 성품을 지닌 일부 아이들뿐이다. 권위에 약한 아이들만 모범생이 된다. 개성이 강하거나, 주관을 지켜나갈 의지가 있는, 내면에 힘이 있는 아이들은 자신만의 스타일을 찾게 되어 있다. 그것이 보호자와 어느 정도 문화적으로 협조가 된다면 성과가 있겠지만, 보호자와 문화적으로 충돌이 일어난다면 부모가 원하는 모범생이 되기는 어렵다. 그러니 아이들이 집중을 못하고

ADHD로 진단받는 많은 경우에, 지금 당장 집중을 유지해야 하거나 자신을 통제해야 하는 이유를 못찾고 있는 경우가 굉장히 많다.

또한 아주 어려서부터 호흡이 조금 느린, 속도가 좀 느린, 약간의 재미없는 컨텐츠에도 집중하는 훈련을 시켜야 하는 것이다. 이런 훈련이 전혀 안 되어 있는 경우도 많다. 결론은 보호자나 양육자가 아이들을 교육적 측면에서 방치한 경우가 많다는 것이다. 이런 지적에 반대하며 사실이 아니라는 분들도 많을 것이다. 얼마나 학원을 많이 보내며, 얼마나 성적을 체크하는지를 이유로 제시하면서 교육에 너무 신경을 쓰고 있다고 말할 것이다. 그렇다면 도대체 멘토는 왜 필요한 것일까? 새로운 환경에 적응하도록 도와주어야 할 필요성을 느껴야 한다. 정작 본인들도 새로운 직장에 출근했을 때 회사에서 업무 매뉴얼만 던져주고 가면 어려움을 겪는다. 매뉴얼만 필요한 것이 아니다. 이 직장의 분위기, 대인관계에서 주의해야 할 점등 업무 이외의 것이 오히려 적응에 꼭 필요하다. 아이들도 마찬가지다. 학원에 보내기, 학교에 보내기 등만으로는 적응이 어렵다. 하나하나 새롭게 가르치고, 도움을 주는 문화에 포커스를 맞추고 도와줘야 한다. 그 적응 훈련을 시키는 과정 중에 부모도 지금 세대의 문화를 배워야 한다. 그래야 교육에 관심이 있는 것이다. 아이를 키울 때 과외 선생님 모시고, 유모 선생님 모시고, 가사도우미 모시면 아이의 양육에 관심이 있는 것인가? 교육도 마찬가지다. 기본부터 가르치고, 생활 습관이 되도록 하고, 훈련을 시켜야 하는 것이다. 일본에서 네 자녀를 모두 도쿄대 의학부에 합격시킨 어머니가 있다. 거실에 아이들 네 명의 책상을 놓고 모두 공부하게 한 것으로 유명하며 자신의 경험을 바탕으로 부모님들에게 도움을 주는 강의도 하고 있다. 공부 또는 주의집중력, 자신의 행동통제 등은 지적인 능력보다는 일종의 문화적 측면이 있다. 체험과 학습의 영역인 것이다. ADHD라고 생각하고 보호자가 데려오는 아이들의 경우 이런 사례가 상당히 있다. 아이의 특성, 시대적 특성을 전혀 고려하지 못하고 공부와 집중을 하는 문화가 없다면 아이들은 길을 잃어버린다.

성인 ADHD 같은 경우에는 스스로가 자신의 일에 만족하지 못하고, 적성에도 맞지 않고 이 일을 해야 하는 이유를 모르는 경우에서도 많다. 도대체 왜 이 일을 해야 하는지를 모르는 것이다. 어릴 때에는 그냥 시키는 대로 했지만, 사회경험이 쌓이고 자신만의 욕구가 어느 정도 형성되기 시작하면, 즉 개성이 만들어지고 살아나기 시작하면 지금 자신의 일에 만족하지 못하는 상황이 생기게 된다. 그럴 때 일종의 방황이 시작되는 것인데, 여기서 중요한 문제는 어릴 때부터 시키는 일만 하고 순응적으로 살거나, 기껏해야 학원 가는 길에 도망쳐서 PC방 가는 정도의 일탈과 반항을 해본 사람들은 자신이 원하는 것이 어떤 것인지를 잘 모르는 것 같다. 머리로 원하는 것과 몸으로 원하는 것, 내면에서 원하는 것은 다른 경우가 너무 많다. 자신의 내면의 욕구는 여러 가지 다양한 상황을 접해보고 건드려보고 테스트를 해보기도 하고, 당해보기도 해야 점점 접촉점이 많아져서 뚜렷해지는 것인데 현재의 교육이나 생활상은 그쪽과는 거리가 멀기 때문이다. 획일적인 기준을 세워놓고 그 안에서 생활하게 되니 자신이 원하는 것이 무엇인지를 모르는 불쌍한 어른으로 자라게 된다. 성인 ADHD라고 고백하는 사람들을 보면 안타까운 경우가 많다. 적성에 안 맞는 일을 하면서 집중이 안 된다고 하면 어떻게 하겠다는 것일까? 그러면서 ADHD 약을 먹으니 일에 집중하게 되었다고 한다. 오히려 집중이 안 될 때가 하늘이 주신 기회일 수도 있다. 자신의 길은 다른 데에 있는데, 지금 몸, 즉 내면이 거부하는 일을 하려고 하니 집중이 안 되는 것이다. 그런 상황에서 자신의 뇌를 마비시켜 가면서, 경주마처럼 눈 가리개를 쓰게 해서, 시야를 좁혀서 마치 이 세상엔 이 일밖엔 없는 것처럼 살아가는 것은 한시적으로 쓸 수 있는 방법이지 평생 그렇게 살아갈 수는 없는 일이다. 사회에 나와서도 모범생이나 학생 때의 시야를 벗어나지 못하는 사람들이 있다.

지적으로 둔할 때(지적인 능력이 개발되지 않았을 때)

지적인 능력이 발달하지 않았을 때, 지적인 시야가 좁을 때, 얼핏 보면 머리가 나쁜 것으로 보일 때, 각종 자극에 대한 반응이 느리거나 약할 때, 어쨌든 지적으로 능력이 부족한 것처럼 보이는 경우이다. 타고난 지능이란 것도 있긴 하다. 지능을 연구하는 사람들은 지능은 무조건적으로 정해진 것이며, 노력에 의해 좋아지거나 개발되지 않는다고 한다. 이런 연구결과들은 사람의 마음을 서늘하게 한다. 그러나 이런 결론을 쉽게 받아들이기 힘들다면 다르게 생각해 볼 수도 있다. 지능이 유전적으로 정해진 것이라면, 타고난 지능을 다 개발시키지 못한 경우는 없을까? 지금 현재 드러난 지능이 그 사람의 전부일까 하는 것이다. 극단적으로 비교를 해본다면, 출생 시부터 부모 외에는 아무 생명체도 만나보지 못하고 자란 사람과 다양한 문화적·경제적 체험을 한 사람의 지능은 같을까? 만약 같다면 우리에겐 교육이란 단순 직업적 수단에 지나지 않는 것이다. 출생 직후부터 문제를 해결하는 방식에서 좀 더 나은 방법, 좀 더 지적인 방법등을 찾도록 끊임없이 요구되고 훈련되어 온 아이들은 당연히 지적인 면에서 좀 더 나은 모습을 보여준다. 이런 단순한 집중에서 뿐만 아니라, 장기간의 집중력과 행동통제에 꼭 필요한 자신만의 목표 설정까지 성장기에 미치는 지적인 환경의 영향은 너무 크다. 무슨 일이든지 대충대충 처리하는 환경에서 자란 아이도 창의적이고 대안적이며 한계를 초월하는 집중력을 가질 수 있다. 그러나 그 비율이 문제다. 비율이 낮다. 확률이 낮은 것이다.

실제 현실에서는 아이가 훈련이 안 되어 있는 것이 눈에 띄는 것이 아니라 보호자가 훨씬 더 눈에 뜨인다. 아이에게 질문을 하지 않으며, 아이가 질문하는 것도 반기지 않는다. 일상에서 아이와 같이 접하는 모든 문제에 대해서, 의문을 가지는 모습도 아이에게 보이지 않는다. 그냥 보호자 본인들 자체가 대충 정해진 모든 것을 받아들이면서 사는 것처럼 보인다. 본인들은 당연히 말한다. 자신들이 인생을 얼마나 열심히 사는지 아느냐고. 그러나 현실과 객관성은 본인들의 주장에 달려있지 않고, 실제 생활에서 어떤 모습을 보여주느냐에 따라 결정되는 것이다. 주장을 아무리 큰 소리로 말해도 실제 현실은 달라지지 않는다. 본인만 그렇게 생각하는 것이다. 본인들의 괴로움은 있지만 실제 생활에서 어떻게 풀어가는가 하는 것은 행동으로 나타난다. 그냥 풀어놓는다고 아이들의 지적인 능력이 싹이 트지는 않는다. 캠핑을 자주 간다든지, 키즈카페에 자주 간다든지 동영상을 자주 보여준다든지 하는 것은 물론 머리를 쓰는 연습이 되기는 한다. 그러나 지적인 능력이 개발되는 데에는 느리다. 한계가 있다. 지적인 한계를 한 단계 한 단계 넘어서서 지적인 능력이 각성되고 세상을 바라보는 시각이 바뀌게 되면 사회와 자신의 관계, 주변 사람과 자신의 관계, 자신과 자신의 관계에 대해서 알게 된다. 자연스럽게 자신이 어떻게 살아가는 것이 자신에게 유리한지를 알게 된다. 이런 정신적 각성(정신적 계발이 큰 폭으로 이루어진 것)이 일어나려면 어떻게 해야 할까? 점진적으로 만들어지려면 꾸준히 지적인 훈련이 필요하다. 무엇이든 당연한 것으로 받아들이지 않게 자연스럽게 의문을 가지고 궁리를 하며, 좀 더 나은 것, 좀 더 나은 방법이 없는지를 항상 궁금하게 만드는 것, 그런 것이 지적인 훈련이다. 이는 거창한 주제를 가지고 하는 것이 아니라, 하다 못해 외식을 할 때 어느 가게를 갈지를 선택할 때에도 일어날 수 있는 것이다. 삶 자체를 궁금해하고, 궁리하는 훈련을 자연스럽게 한다면 지적인 능력으로 발전할 수 있다. 호기심이 지적인 발달을 이끈다. 그러므로 부모가 아이의 호기심을 얼마나 이끌어 낼 수 있는지가 중요한 발전의 원동력이 된다.

아이가 초등학교 입학할 때까지 아이와의 대화란 "밥 먹어라", "동영상 봐라", "시끄럽다", "얌전히 있어라" 등등 단답형의 지시형 대화만 해 놓은 사람들이 의외로 많다. 그만큼 극단적이지는 않더라도 자신의 이야기만 주입식으로 아이에게 넣는 사람들도 다수다. 아이의 호기심을 이끌어 내는 것은 어렵다. 그러나 아이가 지적으로 각성을 하려면, 그냥 밋밋한 자극은 반응과 결실이 느리다. 아이가 단계를 성큼성큼 넘어서는 발전을 하기 바란다면, 자신의 정해진 틀을 넘어서려고 하면, 압도적인 지적인 경험이 필요하다. 깨닫고 접하고 알게 되는 순간에 저절로 "아"하는 탄성이 나올 정도의 강렬한 체험을 하게 된다면 지적으로 각성을 하게 된다. 한 단계 더 성장하게 된다. 그러니 아이의 주의집중력을 향상시키려면 어려서부터 지적인 자극이 필요하고, 지적인 훈련은 부모나 보호자 스스로가 일상 생활에서 호기심과 에너지가 넘쳐야 한다. 그것이 어렵다면 아이를 지적으로 자극해 줄 수 있는 환경을 제공해 주어야 한다. 이런 것은 하나도 없이 지엽적으로 자극적인 동영상과 게임만 보여주다가 갑자기 재미없고 딱딱한 공부에 집중하라고 하면, 그것은 누구에게나 쉽지 않은 일이 된다. 집중하기가 어렵다. 어른들의 경우에도 회사나 가정에서 육체적, 정서적 소모를 한 사람들에게 퇴근 후 자격증을 따거나, 아니면 간단한 생활 외국어 공부라도 하라고 한다면, 몇 사람이나 지속적으로 노력을 할 수 있을까? 더구나 동영상, 게임 등의 집중력 패턴과 공부와 학습의 집중력 패턴은 다르다. 동영상과 게임은 집중 시간이 짧다. 자극적인 내용을 짧은 시간에 반복해서 배열함으로서 점점 짧은 집중력, 순발력에 익숙해지게 만들고 있다. 그러나 공부와 학습의 패턴은 주기가 느리다. 길고도 꾸준한 집중력이 필요하다. 이 양쪽을 자유자재로 왔다 갔다 하는 것은 어른들에게도 무척 어려운 일이다. 아이들에게 간단히 요구할 일이 아니다.

아이가 뛰어날 때

의외로 많은 경우이다. 집중을 못하고 멍하게 있거나, 너무 주의산만하거나 이런 경우라면 주변의 어른들, 특히 스쳐 지나가는 인연의 사람들은 아이가 무슨 문제가 있는 것처럼 여긴다. 그들이 아는 아이들은 그들의 어린 시절과 같은 정도의 수준밖에는 없다. 알아보지를 못하는 것이다. 민감도가 높다고 할 수도 있고, 본능이나 직관이 발달했다고 할 수도 있다. 때론 IQ가 높고 정신적 활력이 일반인들보다 너무 높은 경우, 호기심이 지나치게 많은 경우도 있다.

민감도가 지나치게 높은 경우는 어떤 경우일까? 삶이 주는 다채롭고도 다층적인 자극에 압도당해 있는 경우도 있고, 너무 신기한 물건들을 처음 본 사람 마냥, 완전히 새로운 개념을 접한 학자처럼, 사람이 한 번도 들어가 보지 못한 곳에 도달한 여행가처럼 고양되어 있고, 흥분되어 있기도 한다. 가슴이 크게 벅차고 진동하는 상태이다. 그런데 숨을 크게 자주 쉬기 때문에 한숨을 자주 쉰다는 오해를 받기도 한다. 이런 아이들은 흥미만 느끼도록 잘 이끌어준다면 예술적인 부분에 굉장히 뛰어난 자질을 보이는 경우가 많다. 이마저도 금방 질려할 가능성이 높지만, 처음엔 초집중력을 보이기도 한다. 민감도가 높다는 것은 분해능이 높다는 말과도 상통하는 면이 있다. 다르게는 '해상도가 높다', '변별력이 높다'라고도 할 수 있다. 분해능이란 구별해 낼 수 있는 가장 미세한 신호차이를 말한다. 분해능이 높다는 것은 그 미세한 신호차이가 '적다'는 것이다. 더 작은 신호의 차이를 구별할 수 있는 것이다. 해상도란 말도 비슷하다. 종이나 스크린에 표시된 그림이 얼마나 섬세한지를 말하는 것이다. 요컨대 신호들의 미세한 차이를 구별해 낼 수 있는 것이 이런 아이들이다. 이런 아이들은 주변의 신호에 대해서 일반 아이들보다 훨씬 더 잘 알아챈다. 신호가 더 많이 들어오는 것이다.

이런 비슷한 것으로 직관 또는 육감이 발달한 모습으로 나타나는 경우도 많다. 육감이란 오감을 통해서는 느껴지지 않는 것을 말한다. 미신처럼 생각하는 사람도 있을 수 있지만 실제로 현실에서는 육감 또는 직감이 발달한 상당히 많은 사람들이 있고, 또 평범한 사람들도 본인들이 굉장히 중요하게 생각하는 상황이 오면 일생에 한 두 번은 신기한 경험을 하기도 한다. 오감이란 물질적으로 계량화 할 수 있는 것, 즉 수치화 할 수 있는 것을 말한다. 빛은 Lux로, 소리는 데시벨로, 맛과 촉감, 냄새도 각각 측정하는 장비가 있다. 육감이란, 장비로서 측정되지 않는 미세신호를 포착하는 능력이다. 이런 미세신호가 많이 느껴지면, 미세신호를 더 많이 선별하고 분류해야 하며, 그런 신경 활동에는 당연히 더 많은 에너지가 요구된다. 그래서 이런 아이들은 약간은 지쳐있는 모습을 띠는 경우가 자주 있다. 그리고 이런 여러 복잡한 신호들이 쏟아져 들어오는 상황에서는 익숙해지기 위한 시간과 훈련이 필요하다. 어릴 때부터 고요한 산골의 마을에서 살다가 갑자기 대도시에 오게 되었다고 상상해 보자. 쉴 새 없는 소리와 볼 것들 앞에서는 정신을 차리고 주의를 집중하기가 어렵다. 훈련이 필요한 것이다. 이런 아이들은 주변의 소음, 변화, 다른 사람들의 감정의 흐름 등을 일반 아이들보다 더 크게 느끼고 있을 수 있다. 마치 모든 것이 증폭된 세상에서 사는 것처럼 자극에 압도당하게 된다. 당연히 혼란스럽다. 그러니 유치원이나 학원, 학교 등 시끄럽고 질서화되지 않은 공간에서는 정신을 차리기가 힘들다. 혼란스러운 상황이 계속된다. 이런 아이들을 집중력이 부족한 것으로 생각하는 것은 심각한 문제다. 이 경우는 집중력 부족과는 완전히 다르며, 이런 아이들을 집중력 부족으로 생각한다면, 이는 아이의 타고난 재능을 압살하는 결과를 가져오기 때문이다. 비유하자면 슈퍼카와 비슷하다. 엔진 출력을 감당하기 힘들고, 핸들이 너무 민감하며, 연비도 나쁘다. 그렇지만 누구도 차가 고장이 났다거나 성능이 부족하다고 생각하지 않는다.

집중력이 부족한 것으로 보인다는 것은 현상적인 면이 크다. 현재 그런 모습을 보인다는 것이지, 원래 그런 것이라는 근거가 되지는 못한다. 마치 사람이 물에 잠수한 것이냐, 원래 물고기처럼 물에서 태어난 것이었냐 하는 것이 구별 되듯이, 현재 어떤 이유로 집중을 못하고 있는 상황인지, 아니면 원래 물고기처럼 집중이 안 되는 존재였냐 하는 것은 하늘과 땅차이다. 이런 민감성이 두드러지게 영향을 받는 것이 감정이다. 이런 아이들은 주변의 감정에 쉽게 영향을 받기도 한다. 아빠 엄마가 아이들을 보호하기 위해서, 일부러 바깥에서 서로 싸우고 들어와도 이상하게 불안해지는 것이 이런 아이들이다. 그러니 일반적인 아이들보다 훨씬 조용하고 안전한, 질서화된 환경이 필요한 존재들이다. 이런 민감한 아이들을 ADHD라고 데려온 보호자들을 보면, 보호자들이 심각하게 불안정한 경우가 많다. 욕심대로 뜻대로 되지 않아서 가슴에 답답함이 꽉 차있고, 조금만 신경이 거슬리면 금방이라도 고함이 터져나올 것 같은 부모들 앞에서 이런 민감한 아이들은 쉽게 불안정해진다. 반대로 차분하고 안정적이며, 감정적으로도 넉넉한 부모 밑에서 자라게 되면, 이런 아이들은 놀랄 만큼 뛰어난 집중력과 재능을 보여준다. 물론 이 경우에도 부모들이 시끄럽거나 복잡한 환경에 서서히 적응시키는 노력이 필요하긴 하다. 어느 상황에서도 일반 아이들보다 훨씬 보호자의 시간과 노력이 필요하긴 하다.

또 본능이나 직관이 발달한 아이들도 있다. 개성이 뛰어난 경우라고도 볼 수 있다. 이런 아이들은 왜 주의집중을 못할까? 실제로는 못 하는 것처럼 보이는 것이지 안 하는 것이다. 하려고 해도 몸이 거부 하는 것이다. 어른들은 이런 것을 당연하게 생각한다. 어떤 일을 하 거나, 어떤 직장에 새로 출근을 하게 될 때, 이상하게 비전이 없어보 이는 경우, 이상하게 하기가 싫은 경우들이 있다. 수많은 성공학 분 야의 책들이 말한다. 자기 내면의 소리를 들으려고 노력하라고, 자 기가 스스로 비전을 찾을 수 있는 분야에 집중하라고. 아이들은 이 런 경우가 없을까? 아이들 중에서도 직관이 발달한 경우가 당연히 있다. 다만 경험이 부족하므로 어른들처럼 자신의 상태를 타인에게 설명할 정도로 천천히 세밀하게 인식하지 못하기 때문에, 그냥 집중 이 안 되는 것으로 생각하는 것이다. 어른들은 자신의 아이들이 비 전이 없어보이는 일에도 꾸준히 노력해 주길 바라지만, 정작 본인들 자신들은 그렇지 않다. 스스로가 혼란 속에 빠져있기 때문이다. 자 신은 세상이 바뀌는 것 같은 느낌을 어렴풋이 느끼지만, 아이들에게 는 자신의 어렸을 때의 삶을 강요한다. 그 방식을 따르도록 하고 있 다. 스스로에게 물어보자. 과연 자신에게 맞지 않는 일을 열심히 하 는 것이 이 아이의 미래에 얼마나 도움이 될 수 있을까? 이런 아이들 은 주변의 적절한 보호만 있으면 자신에게 맞는 일을 잘 찾아나갈 수 있다. 적절한 보호란 특정 분야에 대한 강요가 아니라 다양한 분야 에 대한 안내 또는 소개 정도면 적당하다. 아이가 지적으로 어리고 부족하다는 이유만으로 무조건 부모의 선택을 강요하는 경우가 많은 것은 현실이다. 지적인 느낌에 대한 비교 평가능력이 부족해서, 다양한 지적인 체험이 부족해서, 자신의 선택에 대한 이유를 체계적으로는 설명하지 못한다고 하더라도, 직감이나 본능이 떨어지는 것은 아니다. 이런 아이들이 자신의 미래를 위해 거부하는 것이 있다면 아직은 소극적인 저항으로 그치게 된다. 하려고는 하는데 이상하게 몸이 따르지 않는 것이다. 시력은 괜찮은데 책만 보려하면 머리가 아프다든지, 글자가 두 개로 보이기 시작한다든지, 손에서 힘이 빠져서 필기구를 자주 놓치게 된다든지 하는 것이다. 이런 소극적인 저항이 느껴지는 부분들을 존중하는 것이 과연 결과적으로 아이의 미래에 도움이 될지는 아무도 모른다. 그러나 적성이 안 맞는 분야, 몸이 거부하는 분야를 억지로 시키는 것이 종합적으로 어쨌든 좋지 않을 것이라는 쪽으로 전망이 되긴 한다.

그 외 환경의 조건

만약에 아이에게 번아웃이 왔다면 어떨까? 아이가 심한 정서적 압박을 받고 있다면? 아니면 반론이 인정되지 않는 압도적으로 종속적인 상황에 있다면? 그럼에도 주의집중력을 유지할 수 있을까? 지금까지는 아이 자체의 문제가 있어서 집중이 되지 않을 때를 살펴보았지만, 대략적으로라도 환경의 영향을 살펴 볼 시간이 되었다. 실제로 인간의 집중력은 환경의 영향을 많이 받는다. 필자는 큰 대학병원에서 서너 시간 이상이 소모되는 지루하고 집중적인 심리검사와 상담을 거쳐서, 심한 정신적 문제가 "있다"고 진단받았던 아이가 편안한 분위기의 다른 사설 심리상담센터에서는 놀랄 정도로 다른 모습을 보여주는 것도 자주 보았다. 저명한 큰 대학병원의 소독약 냄새, 흰 가운 사람들, 하얗게 칠한 벽, 긴장한 보호자 등은 민감하거나 위축된 아이에게는 독소로 작용한다. 아이를 떠나서 어른들은 어떤가? 검사 결과를 들으러 종합병원 대기실에 기다릴 때 창의적인 생각이 떠오르고 주변이 잘 관찰되는가? 의사와 상담하고 나온 후에, 집에서부터 준비했던, 질문하려고 생각했던 것들을 물어보지 못하고 나온 경우는 없는가? 어른들도 진료실에서는 어린 아이처럼 행동하는 경우를 보는데 과연 아이들은 어떨까? 당연히 생각해 볼 수 있는 부분이다.

먼저 아이를 둘러싼 환경 중에서 보호자의 경우를 살펴본다면, 그냥 압박적인 사람들이 있다. 마주 보고 있는 사람에게 압박감을 주는 사람들이 있다. 인간성이 좋다/나쁘다도 아니며, 호의적이다/아니다도 떠난 부분이다. 사람에게 집중하는 것을 넘어서 노려보는 것 같은 느낌을 주는 사람, 무슨 수를 쓰더라도 자신의 의견을 관철시키겠다는 의지가 뿜어져 나오는 것 같은 사람. 그런 보호자와 생활하게 되면, 기가 약한 아이들은 눌리게 된다. 자신의 역량과 재능을 뿜어내지를 못하게 된다. 좋은 말로 하면 카리스마, 다르게 말하면 기가 센 직장상사와 근무하는 것을 생각해 보라. 특별히 내게 지적을 하거나, 인상을 쓰지는 않지만, 그냥 같은 공간에 있으면 숨쉬기가 답답한, 그런 경우에 집중력에 영향을 받지 않는다고는 말할 수 없을 것이다. 직장 내 인간관계가 근무 효율에 영향을 끼칠까? 아니면 그렇지 않을까? 당연한 이야기가 아이들에게도 적용된다. 보호자들은 아이에게 가족이기도 하지만 직장상사이기도 한 것이다. 그것도 예의 없고 일방적으로 강요하는, 배려라곤 없는 사람들이다. 역시 아이들이 여기에 반기를 들긴 어렵다. 어른들도 첫 사회생활을 시작하는데, 주위에 친구라곤 없는 사람들은 감정적으로 불편한 회사를 꾸준히 다니는 것을 어려워한다. 아이들은 당연히 부모가 압박적인지 아닌지를 잘 모른다. 다른 가정을 겪어보지 못했기 때문이다. 거기다 더한 문제는, 보호자들이 그런 사실을 모른다는 것이다. 이런 상황처럼 설명하기 어려운 경우가 없었다. 아이를 그만 노려보라고 말할 수도 없다. 본인은 사랑스럽게 바라본다고 하기 때문이다. 상담자가 자기와 아이와의 관계를 잘 모르고 있다고도 한다. 물론 겉으로는 모르겠지만, 보호자와 따로 있을 때는 괜찮다가 압박적인 보호자가 들어오게 되면 아이의 맥이 눈에 띄게 나빠지는 경우를 종종 본다. 그런데 이 아이도 자기가 어떤 것을 겪는지를 설명할 정도의 경험이 부족하다. 그러니 아무 일도 없는 것처럼 넘어가게 되는 것이다.

또한 다른 경우는 집안에 우환이 있는 상황이다. 부모들은 조심한다고 하고, 아이에게 상황을 알리지 않았다고 한다. 아픈 형제가 있거나, 부모의 경제적 상황이 기복이 심하거나, 그 외 다른 여러 사정이 있다면, 부모가 아무리 보호하더라도 아이가 영향을 받는다. 그런 상황에 대한 뉴스, 드라마, 영화, 이런 것들은 무수히 많고, 또 그런 어려움을 극복한 사람들의 전기나 회고록 또한 너무 많다. 이런 사정을 ADHD 판정을 내리는 사람들이 고려를 할까? 그런 사람들이 당신보다 더 어렵고 기복 있는 삶을 살았거나 살고 있다고 보이는가? 그렇다면 전문가를 잘 만났다고 하겠지만, 아쉽지만 의사들 중 대부분의 모범생들은 그렇지 않을 것이다. 지금 현재 이 아이가 집중력에 어려움을 겪는지를 아는 것은 현재만 보면 되지만 어떤 좋은 환경과 상황에서도 집중을 할 수 있을지 없을지를, 장애를 판정내리는 것은 미래를 예측하는 것과 같은 정도의 수준이다. 미래를 누가 알겠는가?

ADHD인 아이
ADHD처럼 보이는 아이

— V —

질병의 ADHD와
상황의 ADHD

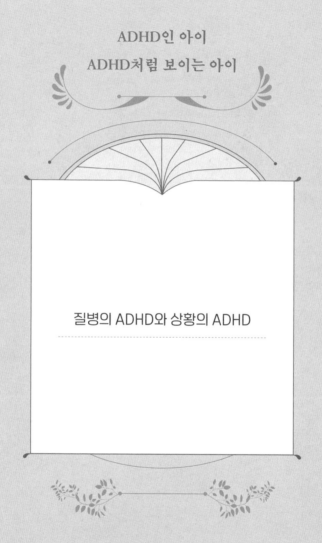

ADHD인 아이
ADHD처럼 보이는 아이

질병의 ADHD와 상황의 ADHD

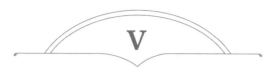

질병의 ADHD와
상황의 ADHD

지금쯤이면 이제 ADHD란 무엇인가를 정확히, 책임감 있게 이야기해 볼 때가 되었다. 앞장들에서 주욱 살펴봤듯이, ADHD의 검사란, 지금 현재 시점에서 이 아이의 주의집중력을 알아보는 것이며, 과거와, 특히 미래를 예측하는 검사는 아니라는 것이 분명하다. 또 ADHD의 진단이란, 아이와의 밀접한 상담을 통한 것이 아니라, 아이 주변 사람들의 경험담이 가장 중요하다는 것도 알게 되었다. 그럼에도 오늘날 ADHD와 관련해서는 여러 이야기가 돌고 있다. 'ADHD란 없다'라는 것과, 'ADHD는 분명한 질병이다'라는 것, 이 두 가지가 가장 크며, 'ADHD는 교육이나 환경과 관련이 없다'는 의견도 상당히 많은 편이다. 결론은 무엇일까? 필자는 양측의 말이 모두

맞기도 하고 틀리기도 하다고 생각한다. 이것은 서로 말하는 ADHD가 다른 것이기 때문이다. 일반적으로 말하는 ADHD에는 두 가지가 제대로 분류되지 않고 섞여 있다.

1 태어날 때부터, 앞으로 인생이 마칠 때까지, 영구적으로, 꾸준히 주의 집중을 할 수 없는 것, 지속적인 치료가 필요한, 회복되지 않는 상태

2 여러 가지 조건들에 의해서, 때로는 알 수 없는 원인과 상황에 따라, 주의 집중 능력이 억제되거나 방해되어서 능력을 발휘할 수 없는 상태—일시적

1번의 경우, ADHD는 교육이나 환경의 변화 등에 의해서는 절대 고쳐지거나 개선될 수 없고, 완전히 물질적인 뇌의 문제—경련이나 뇌졸중처럼—이므로, 오직 약물치료만을 통해 현상유지를 할 수밖에 없는 것이라고 생각하는 것이다. 마치 시력 상실이나 신체마비, 루게릭병처럼 자연적으로는 도저히 좋아질 수 있는 가망이 없으므로, 꾸준히 약물을 투여받아야 한다. 그렇지 않으면 주의집중이 되지 않는다고 여긴다. 청각장애를 생각해 보자. 가벼운 이명은 그날 컨디션에 따라서 조금씩 차이가 나는 경우도 있다. 그러나 완전한 청각 상실은 어떤 경우에도 돌아오지 않는다. 그러니 1번이라고 생각하는 ADHD는 약을 먹지 않으면 정상생활이 되지 않는다는 것을 전제로 하는 것이다.

2번의 경우는 주의집중력이란 여러 가지 변수에 의해서 항상 변화할 수 있는 것이며, 반대로 여러 조건들, 즉 신체적, 정서적 상태에

따라서 주의집중력이 좋아지기도 하고, 좋은 선생님이나 인생의 새로운 면을 깨닫게 해주는 사람을 만나거나, 자신에게 딱 맞는 일을 하게 되면 능력을 발휘 할수도 있다고 보는 것이다.

1번은 말 그대로, 이 문제를 주의집중력 '장애'라고 보는 것이다. 자연회복이나, 시간이 지나면 저절로 나을 가능성이 없는 것으로 보는 것이다. 그런데, 자신이 좋아하는 것에는 집중을 잘하는데, 싫어하는 것에는 집중을 못하는 사람은 어떨까? 사회적 정답은 요즘엔 이런 사람들도 ADHD 장애가 있다고 한다. 싫어하는 것에도 집중을 해야 한다는 것이다. 그렇지 않으면 ADHD 장애라는 것인데, 그렇다면 좀 이상하지 않은가? 좋아하는 사람은 볼 수 있고, 그 사람의 목소리를 들을 수 있고, 그 사람과 함께는 걸을 수 있지만, 싫어하는 사람은 보고 싶지도 않고, 그의 목소리를 듣고 싶지도 않다면, 그것은 도대체 어떤 신체적 장애일까? 그것을 물질적, 신체적, 유전적 장애라고 할 수 있을까?

1번, 즉 장애라는 이름의 ADHD는 존재하긴 한다. 하지만 그런 장애의 ADHD를 앓고 있는 사람은 지적장애의 수준이라고 생각해야 하지 않을까? 일상생활이 유지되지 못한다. 주변에 대한 심각한 주의력 부족이 전방위적으로 늘 유지되며, 모든 장소, 모든 모임에서 과잉행동을 하고 또한 평범한 생활이 가능하지 않다. 심한 자폐아를 생각하면 된다. 그런데 이런 환자들은 ADHD라고 부르지 않는다. 지적장애나 자폐 등으로 부르게 된다. 그러니 일상생활이 가능한 사람 중에 ADHD는 없다는 주장이 있는 것이다.

2번의 경우는 다른 일상생활은 가능하면서, 타인이 원하는 것을 하지 않는 것이다. 이런 사람들도 분명히 있다. 때론 본인도 본인이 좋아하고 원하는 것이 무엇인지 모르며, 무엇을 해야 하는지 모르는 것이다. 그렇다고 남들이 하라는 것을 하기는 싫다. 도무지 집중이 되지를 않고, 아이들의 경우에는 그렇다고 가만히 있으니 딴 일이라도 하는 것이 낫겠다 싶어서 몸을 움직이는 쪽을 택하기도 한다. 그런데 이런 사람들은 지적장애나 자폐 등과는 다르다. 좋을 때도 있는 것이다. 좋았던 때도 있는 것이다. 그러니 이런 사람들을 ADHD, 즉 주의력결핍 과잉행동 장애라고 부르는 것은 불편한 현실이다. 정확하게 이런 사람들을 이해해 주고 표현해 주지 못하기 때문이다.

바로 2번 같은 경우가 ADHD 진단을 받는 사람들이다. 1번 같은 경우는 이미 지적장애, 자폐 등의 진단을 받았다. 그리고 지적장애와 자폐의 주된 속성이 과잉행동과 주의력 결핍이다. 결핍이란 없다는 것으로, 마치 중요한 원소가 하나 영구적으로 없는 것과 같다. 그러니 장애라는 단어가 포함된 ADHD는 이미 수정되었어야 하는 단어이다. 너무 오래 전, 즉 지금처럼 다양한 연구가 진행되고 발전해오기 전, 증상만을 보고 만들어진 단어가 '주의력 결핍—과잉행동 장애'라는 ADHD인 것이다. ADHD의 D가 disorder이기 때문에 이미 가변적이라는, 증상이라는 뜻을 포함하고 있고, disability를 사용하지 않았기 때문에 발달장애와는 다르다는 의견도 일부 있다. 그러나 실제의 현실에서는 ADHD를 점점 disability로 여기는 추세이며, 애초에 현실적으로도 disorder와 disability의 병명상 구분도 정확하게 분별해내지 못하고 있다.

결론적으로 장애로서의 주의력 결핍과 과잉행동, 즉 독립된 질병으로서의 ADHD(주의력 결핍 과잉행동장애)는 없다고 생각하는 것이 옳겠다. 고정되고 독립적인 '장애'가 아니라, 다른 여러 신체적, 정서적, 지적인 수준과 환경에 의해 영향을 받고 있는, 만들어진 '상태' 또는 '상황'이라고 해야하겠다. 좀 더 정확하게 말하자면 '장애'가 아니라 '무관심'으로 불리는 것이 옳다. 같은 ADHD라는 단어를 쓰더라도 'disorder' 대신에 'disinterest'를 쓰는 것이 맞겠다. 집중을 할 수 없는 것이 아니라, 지금 요구되는 일에 흥미를 일으키기 힘들고 관심을 유지하기 힘든 것, '무관심', '흥미없음'이 그 특징이다.

그럼 왜 ADHD가 분명히 존재한다고 하는 사람들이 있을까? 환경이란 바꾸기 쉬운 것이면서도 바꾸기 어려운 것이기도 하기 때문이다. 어떤 사람들에게는 신체적, 심리적 환경을 바꿔가는 것이 쉬운 반면, 또 다른 사람들에게는 그것이 하늘을 바꾸는 것만큼, 운명을 바꾸는 것만큼 힘든 일이기도 하다. 태권도 학원쯤은 금방금방 쉽게 보낼 수 있는 사람들이 있는 반면, 아이와 진지하게 대화를 나눌 상황조차 되지 않는 사람들이 있다. 즉, 환경이란 가변적이면서도 또 굳건한 쇠말뚝 같기도 한 것이다. 환경을 바꿀 수 있는 사람들은—이 사람들 자체가 지닌 능력도 좋겠지만, 역설적으로, 환경을 바꿀 수 있는 환경에 처해있는 사람들이겠지만, 그런 사람들에게는 ADHD는 없다는 것이 맞는 말이겠고, 아이를 위해서 무엇 하나 변화를 줄 경제적 심리적 여유가 없거나, 대화 한마디 못할 정도의 형편에 처해있는 사람들에게는 이 '주의력 결핍 과잉행동 상태'가 태평양처럼 도저히 건널 수가 없는, 그런 실체가 뚜렷한, 현실의 구체적인 장애물 같은 어려움이 된다. 그런 사람들에게는 '상태'가 '장애'가 되는 것이다.

그러니 본질적으로는 이런 주의력문제를 겪고 있는 사람들은 장애가 있거나, 결핍이 있는 것이 아니라, 무관심한 상태에 있는 것이다. 관심이 일어나지 않는 것이다. 내면에서 일어나는 정서적이든 심리적이든 필요성과 충동—관심이 느껴지지 않는 사람들이다. 현재에 이 일에 집중하고 성과를 내고 싶은 마음이 왜 그런지 모르게, 이상하게, 일어나지 않는 것, 그것이 ADHD의 속성이 된다. 그리고 또한 다른 측면에서 본다면, 영원히, 모든 것에 무관심한 사람은 있을 수 없다. 그런 경우가 있다면 심각한 우울증에 사로잡힌 사람일 것이다. 이런 사람들 또한 좋은 기회를 만나게 된다면, 얼마든지 살아나고, 깨어나고 인생을 즐길 수 있게 되는 것이다. 본인이 흥미를 느끼고 관심이 생기고 열정이 일어날 상황이 된다면 말이다. 이것은 마치 씨앗과 원예와 같다고 본다. 척박한 땅, 시기에 맞지 않게 뿌려진 씨앗이라면 그 자리에서 죽어갈 수도 있지만 좋은 상황을 만난다면 천년을 가는 은행나무처럼 거대해질수도 있는 것이다. 만약에 아이가 이런 무관심한 상태라면, 아이의 관심을 끌어낼 수 있고, 아이가 흥미를 느낄 수 있는 적성을 찾아내 주는 것이 교육이며 진정한 양육이라고 하겠다. 그렇지만 그런 것이 불가능한 상황이라면, 그냥 ADHD '장애'라고 판정내리는 것을 받아들이는 수밖에는 없겠다. 아이가 '장애'가 아니라고 해도, 부모가 감당할 수 없는 상황이면 결과적으로는 방법이 없다. 만들어진 '장애'라고 생각해야겠다. 세계에는 가난한 나라가 아직도 수없이 많다. 그렇지만 누구도 그 나라에 가난이라는 '장애'가 있다고 하지는 않는다. 가난할 수밖에 없는 '상황'에 있다고 생각한다. 그리고 여러 조건이 맞으면, 충분히 상황은 나아질 수 있다고 생각하고 시간이 지나면서 여러 조건들이 변하면 희망이 있다고 생각을 하게 된다. 영구적인 미개발, 나아질 수 없는 경제, 변하지 않는 저소득이란 없는 것이다.

모든 것은 인간의 노력과 시간, 또 그 둘의 융합에 의한 변화에 영향을 받게 된다.

또한 최근에 성공적으로 자기 위치를 확보한 사람들, 의사, 프로그래머, 약사, 변호사, 사업가 등 일반 사람들보다 뛰어난 성취를 보인 사람들 중에서도 자신이 ADHD가 아닌가 하는 의구심을 갖는 사람들이 늘어나는 것을 본다. 이 사람들이 그런 생각을 하게 된 계기는, 자신이 같은 직군의 다른 사람들과 다르다는 것을 알게 된 다음부터이다. 주변 동료들이 하는 그 평범한 집중을 자신은 일관되게 수행하는 것이 어렵다는 것을 느끼게 되는 것이고, 업무수행에 기복이 없고 자신의 업무에 회의감이 들지 않고, 다른 곳에 시야를 돌리지 않는 그 평범한 집중력을 부러워하게 되는 것이다. 그러면서 자신은 ADHD였음을 이제야 알게 되었다고 고백하는 경우이다. 안타깝지만 기본 전제를 좀 더 튼튼하게 세울 필요가 있는 사람들인 것 같다. 대들보 3개가 자신을 받치고 있다면 4개, 5개, 6개 식으로 자신의 심리적 토대를 확장하고 안정화시킬 필요가 있다. 이런 분들은 생의 매 순간마다 스스로에게 질문을 던져보는 것이 필요하다. "지금 하고 있는 이 일이, 내가 처음에 원하던 그 일이 맞는가?", "앞으로도 이 일은 내가 좋아하고 노력할 만한 미래가 있는 일인가?", "내가 지금까지는 잘 몰랐던, 그러나 이제 점점 깨어나고 있는 나만의 욕구가 있는가?", "나는 이렇게 지금까지 해온 대로만 열심히 살아가다가 인생의 끝에 섰을 때 후회가 없을 것 같은가?" TV나 유튜브, 각종 서적들에서 이런 분들을 보면, 결국엔 지금 자신의 일이 자신에게 딱 맞지 않는다는 것을 알게 되었는데, 그것을 받아들이지 못한다는 느낌을 받는다. 즉, 하기 싫은 일에 가까워지고 있다, 더 흥미롭고 적성에 맞는 일이 생기고 있다는 것을 인정하지 않는다는 것이다. 그러면서 지금 자신이 해 왔던 일에 과거처럼 집중하기를 원하고 있다. 이는 다분히 습관적인 것이라고 보아야 하겠다. 일종의 모범생 강박이라고 할까? 주어진 길, 남들에게 요구받는 규범을 '맞춰야 한다'는 것에서 벗어나지 못하는 것이다. 사람은 변한다. 욕구도 변하고, 하고 싶은 일도 변하고, 지금까지는 적성에 맞았다고 해도, 더 좋은 것을 접하게 된다면 과거에 내 가슴을 뛰게 하던 것도 더 이상은 붙들고 있을 필요가 없는 일이 된다. 모험과 변화가 필요함에도 불구하고, 그래도 일시적으로는 이 일에 좀 더 집중을 보일 필요가 있다면, 그때는 치료라고 이름 붙인 도움이 필요하게 된다.

종합해서 다시 결론을 설명하자면, 일상생활이 가능하고, 취미활동이 가능한 사람들 중에는 장애, 즉 질병으로서의 ADHD는 없다는 것이다. 이 질병이라는 의미가 포함된 ADHD라는 것은 개인이 치료하거나 개선할 수 없고, 꼭 정신과의 약물치료를 받아야만 기능이 가능하다는 의미이며, 다른 여타의 방법들은 문제의 해결책이 될 수 없다는 것이다. 또 증상이 조금 좋아질 수는 있어도, 항구적인 해결책이란 있을 수 없고, 마치 지병처럼 꾸준히 관리하면서 살아가는 것이라는 의미를 포함하고 있다. 마치 고혈압이나 당뇨병, 암처럼 말이다.

그러나 실제에서 ADHD란 질병이나 장애가 아니라, 무관심하며, 흥미가 일어나지 않는, 일시적인 상황이다. 신체적, 정서적, 정신적 혼란이나 고갈이 있거나 밸런스가 무너졌을 때 일어나는 것으로, 원리만 안다면 본인 스스로도 충분히 해결해 나갈 수 있고, 영구적인 장애 같은 것은 아니라는 것을 말하고 싶다.

앞으로 이어질 증상 개선을 위한 여러 방법들을 천천히 읽어간다면 좀 더 ADHD의 실체를 파악하는 데 도움이 될 것으로 생각한다.

ADHD인 아이
ADHD처럼 보이는 아이

— VI —

ADHD 상태를
개선하기 위하여

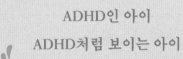

ADHD인 아이
ADHD처럼 보이는 아이

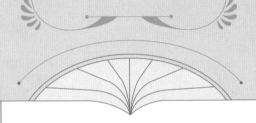

치료를 시작하기 전에 살펴야 할 것들

신경정신과에서 하는 치료를 살펴보면

ADHD의 비약물적 치료

치료가 아닌, 능력 발휘를 위한다면

가족이 하나 되는 명상법

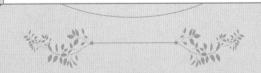

VI

ADHD 상태를
개선하기 위하여

치료를 시작하기 전에 살펴야 할 것들

주의가 산만하다, 집중을 하지 못한다, 관심 없는 것에는 흥미를 잃어버린다, 에너지가 넘쳐서 가만 있지를 못한다 등 이런 것들을 우리는 치료하고 싶어한다. 치료란 주변 사람들이 요구하는 행동을 하지 못하는 것, 하지 않는 것을 바로 잡는 것을 말한다. 협조적이며 말을 잘 듣는 사람이 되는 것을 원한다는 것이다. 이런 치료의 목표가 행동 교정일 때에는, 대상이 되는 사람에게 조직이나 사회의 구성원으로서의 요구되는 기준을 학습시키거나 강제시킨다는 결과만을 목표로 하게 되는 경우가 많다. 이는 매우 주의를 기울여야 하는 것으로, 특히 가족이 아니라면, 그런 목표의 결과로 나타나는 외면적 행동 통제를 성공적인 치료라고 평가할 가능성이 높으므로 가족의 입장에서는 좀 더 진지한 접근이 필요하다. 그러므로 이런 치료를 시작할 때에는 원칙이 있어야 한다. 다음과 같은 순서에 의해서 평가해 보기를 권한다.

1 신체적으로 건강한가?

너무 피곤하고 지쳐있지는 않은가, 과로에 시달리고 있지는 않은가, 식사는 제대로 하고 있는가 등은 주변 사람이나 보호자들도 충분히 살펴볼 수가 있는 부분이다. 그 외 비염이 있는지, 두통이 잦은지, 생리통이 심한지, 만성 소화장애가 있는지, 잠을 충분히 자고 있는지 등은 전문가와 상의해 볼 수가 있는 것들이다. 이런 신체적인 문제는 그 자체로서는 큰 질병이 아니더라도 주의집중력을 유지하는 데에는 문제를 일으킬 수 있다. 이런 신체적인 기능 저하와 주의집중력과의 관계를 관찰하기에는 양방 병원보다 한의원이 좀 더 낫다. 앞부분에 있는 오장(五臟)과 신지(神志)의 관계를 참고해서 한의사와 상의해 보는 것이 좋겠다.

2 감정적으로 에너지는 충분한가?

정서적으로 학대 당한 기억은 없는가, 혹시 너무 고갈되어 있는 것은 아닐까, 보호자와 의사소통은 충분한가, 또 자신의 감정을 잘 조절할 수 있는가, 자신의 감정에 압도당하거나 떠밀려 다니지 않는가, 다른 사람에게 지나치게 의존적인가, 자존감은 있는가, 타인의 아픔에 공감할 수 있고 건강한 사교활동을 해나갈 수 있는가, 감정적 상처를 받았을 때 얼마나 빨리 회복하는가 등이다. 이 역시 앞 부분을 참고하면 좋겠다.

3 정신적으로 준비는 되어있는가?

주어진 과제나 시간에 집중해야 하는 이유를 알고 있는가, 그동안 이런 시간에 대한 훈련은 되어 있는가, 가정이나 주변 환경의 내적인 사정이 지적인 활동에 대한 거부감이 있지는 않은가? 이런 부분에 대한 것은 심리상담과 연관된 분들의 방대한 자료가 있다. 훈련 프로그램도 잘 되어 있는 편이다. 그러나 한 가지 안타까운 점은, 그런 과정 전체―각각의 가정마다 부족한 부분들을 파악하고, 문제점에 대한 인식을 공유하고, 가족 구성원이 모두 변해가려는 노력을 하는 것은 너무 훌륭하지만, 결정적으로 시간과 노력이 너무 많이 든다는 것이다. 시간적, 경제적, 심정적으로 넉넉하지 못한 가정은 이런 노력을 해낼 만한 사정이 되지 못하고, 설사 그런 여건이 된다고 하더라도, 아이가 다 크기 전에 이런 노력의 끝맺음이 가능할지도 의문스럽다. 그러나 이런 연구들을 부정하는 것은 아니다. 마치 찰흙 인형 만들기가 미술 시간의 과제일 때, 흙만으로는 인형이 되지 않고 먼저 철심으로 뼈대를 만들어야 하듯이, 철심을 만들고 그 다음에 살을 덧붙이는 역할로서는 상담치료는 훌륭하며, 인생이라는 긴 관점에서 본다면, 어떤 치료 중에서도 꼭 보호자가 알아야 하는 부분이라고 본다. 그래야 본인들의 인생 자체도 좀 더 깊어질 것이다.

4 과연 이 과제가 아이의 적성에 맞는가?

육체적으로 정서적으로 이성적으로도 준비가 되어있다고 해서, 집중력을 발휘할 수 있는 것은 아니다. 도저히 적성에 맞지 않는 경우도 얼마든지 있다. 성장기에 여러 가지 다양한 경험과 문화적 체험을 하고, 또 자신이 주체가 되어서 참여하기도 하고, 그만두기도 하는 결정을 직접 내려보기도 했다면, 자신이 어떤 일을 할 때 마음이 불편하고, 어떤 분야에 있을 때 능력을 발휘할 수 있는지를 알게된다. 이런 부분도 자신에 대한 이해가 있다면 충분히 깊어질 수 있다. 자신이 좋아하는 일이라고 하더라도, 어떤 상황에서 자신이 잘드러나는지, 어떤 사람들, 어떤 분위기에서 본인의 머리가 맑아지는지를 알 수 있게 된다. 이런 관점은 사회적 분위기에 의해서도 영향을 받는데, 개성을 존중하고 창의성을 중요시하며, 개인의 자아실현을 권장하고, 새로운 도전을 당연하게 받아들이는 사회적 분위기와 산업적 분위기가 갖춰져 있다면 자신의 적성에 스스로 관심을 갖게되고, 주의집중력 부족을 오직 자신의 탓과 무능력, 장애로 여기지않게 된다. 특히 한국을 포함한 선진국들의 경우처럼 어려서부터 부모에게 저항하지 못하는 상황에 있고, 집중이 안 되는 분위기를 무조건 이겨나가야 하는 것으로 여긴다면, 성장해서도 집중력 부족이 자신의 탓이라고 우선적으로 생각하게 된다.

이는 과거지향적인 것으로서 미래의 변화에 충분히 대응하지 못하는 사람으로 만든다. 당면한 상황에서 필요한 사람이 되는 것이 미래의 자신에게 꼭 필요한 도움이 되는 것은 아니다. 이는 6·25 전후의 경제가 무너진 상황에서 어떻게 해서라도 하루의 일당을 꼭 쟁취해야 하는 환경에서부터 만들어져 온 것으로, 개성을 말살하고 사회의 한 부품으로 작동하게 만드는 것이다. 부품이라고 하더라도 핵심 부품이 아니라, 언제라도 대체 가능한 소모적인 부품으로 작동하게 한다는 결과를 가져오는 것으로, 적성과 개성을 무시한 심각한 대가를 치르게 된다. 힘든 노동 중간에 먹고 마시는 새참과 술, 노동요 등과 현대에서는 회식, 문화 활동 등이 사회적 연대 의식을 고취한다는 이름으로 구성원들을 하나로 묶는 목적으로 사용되지만, 그 이면에는 개인의 개성을 통제해서 집단의 이익을 위한 존재로 거듭나게 하는 데에 장기적인 목적이 있다.

앞장에서 언급한 바 있는, 성공적으로 잘 적응해서 직장생활을 하는 사람들 중에 최근 ADHD가 발생한 것 같다고 내원하는 경우가 있다는 것이다. 이런 경우 일종의 번아웃 증후군이라든지, 업무상 과로나 회사 내에서의 인간관계로 인한 갈등 요인 등이 영향을 미치는 경우가 대부분이지만, 드물게는 적성의 변화로 인한 경우도 있다.

본인들이 잘 적응하고, 좋아했던 분야에서 근무해 왔다고 하더라도 다를 것이 없다. 인간의 호불호, 관심사, 적성 등은 늘 변하는 것이다. 젊어서 또는 10년 전, 5년 전에 적성에 맞았다고 해서 영원히 맞는다는 보장은 없다. 정보와 자극에 지속적으로 노출되면 사람은 변하게 된다. 어쩌면 적성이란 그 당시 원하는 것과 본인이 준비한 것이 표면화된 것이라고 볼 수도 있겠다. 5년 전에 원했던 삶이 지금을 만족시켜주지 못한다면 당연히 현실의 업에 집중하기 힘들다. 이럴 때 필요한 것은 용기와 도전정신, 자신에 대한 긍정이지 현실에 억지로 적응하려고 하고 최대한 안주하려고 하는 것은 시대정신에 맞지 않는 일이다.

신경정신과에서 하는 치료를 살펴보면

각성제, 그리고 각성제

무수히 많은 사람들이 정신과에 ADHD 상담을 받으러 갔었고, 또 그만큼의 수많은 사람들이 각성제 처방을 손에 쥐고 나왔다. 정신과에서 ADHD의 치료는 그냥 각성제에서 시작해서 각성제로 끝난다고 봐도 무방하다. 정확히는 ADHD의 치료가 아니라 ADHD라고 부르는 병명과 유사한 증상을 보이는 사람들은 모두 각성제 처방을 받는다. 각성제는 무엇인가? 각성제를 먹으면 ADHD가 치료가 되는 것인가? ADHD가 치료된다는 의미는 무엇인가? 의사가 말하는 의미

말고, 당신이 원하는 의미는 무엇인가? 의사가 말하거나 원하는 치료의 상태와 당신이 원하는 치료된 상태가 다를 수도 있다는 사실을 상상해 보지 못했다면 지금부터 꼭 생각해 보길 바란다. ADHD 상태의 아이를 가진 보호자라면, ADHD의 치료를 통해 당연히 아이가 총명해지길 원하는 것이다. 능동적이고 자주적이며 총명한 아이, 자신의 삶에 당면한 가치의 크고 작음을 잘 분별하며, 스스로가 앞에 할 일과 뒤에 할 일의 순서를 잘 세우며, 주변 사람과 좋은 관계를 맺고, 그들에게서 삶에 유용한 정보를 얻어 자신의 삶을 개선시켜 나가는 사람, 그런 뛰어난 사람이 되길 원한다. 정신과 의사도 그걸 원할 것이라고 생각한다면, 그냥 물어보면 된다. 심리치료사든, 정신과 의사든, 당신의 아이에게 각성제를 처방하거나 추천하는 사람에게 그냥 물어 보라. 이 약을 몇 년이고 먹으면, 적어도 당신 같이 될 수 있냐고. 이 약을 먹으면 뛰어난 사람이 될 수 있냐고. 아니 지금보다 나은 사람이 될 수 있냐고 말이다. 아마 그들은 매우 당황할 것이다. 그런 생각은 해본 적이 없기 때문이다.

안타깝게도 각성제는 그런 약이 아니다. 이미 각성제를 먹어도, 즉 ADHD 치료약을 먹어도 학업 성과는 차이가 나지 않는다는 연구와 통계는 많다. 각성제, ADHD 치료제는 머리를 총명하게 만들어주는 것이 아니라, 각성제를 먹은 상태를 만들어주는 것이다. 완전히 다르다. 이해가 가지 않는가? 비슷한 예는 얼마든지 있다. 예를 들면 수면제가 그것이다. 수면제를 먹고 잠을 잤다. 그리고 수면제를 먹지 않고 잠을 잤다. 두 경우가 모두 같은가? 그렇지 않다. 같아 보인다면 그 사람은 이런 경험을 해보지 않은 사람이다. 수면제는 잠을 자게 해주는 것이 아니다. 수면제를 먹은 상태를 만들어주는 것이다. 이 걸로도 이해가 잘 되지 않는다면, 좀 더 쉬운 걸로 예를 들어볼 수도 있다. 바로 알코올―술이다. 술은 왜 마시는 걸까? 술을 마시면 긴장 이 풀어진다. 기분이 좋아진다. 용기가 생긴다. 고민거리가 사소한 일로 여겨진다. 술의 좋은 작용이라고 하겠다. 그러니 생각해보자. 술을 마시고 좋아진 기분과 그냥 좋은 기분이 같은가? 술을 마시고 용기가 생긴 상태와 그냥 용기가 있는 상태가 같은가? 같다면 왜 다 음날 후회할 일들이 있을까? 이런 기능들은 하나를 얻는 대신에 다 른 무언가를 포기하고 얻는 것이다. 즉, 정신적 기능과 작용들이 왜 곡되는 것들이 있다는 것이다. 술을 마셨을 때는 그냥 술에 취한 상 태인 것이다. 뭔가가 더 나아지거나 개선된 것이 아니다. 특정한 목 적을 위해서 일시적으로 다른 어떤 균형 잡힌 것들을 포기한 것이다.

각성제란

각성제란 중추신경계를 자극하여 교감신경을 흥분시키는 물질을 말한다. 이런 각성제의 종류는 우리가 흔히 보는 카페인, 니코틴부 터 시작해서 흔히 히로뽕으로 불리는 메스암페타민, ADHD 치료제 로 쓰이는 메틸페니데이트, 엑스터시 등이 있다. 이런 각성제가 대 유행하게 된 것은 전쟁의 역할이 크다. 왜 전쟁에서 각성제가 유용하게 사용되었을까를 살펴본다면, 각성제를 복용한다는 것이 어떤 결과를 가져오며, 어떤 성격인지를 이해하기가 쉽다. 히로뽕이라고 불리는 메스암페타민도 암페타민의 일종으로 1893년에 일본인이 합성한 것으로서 처음에는 노동자의 피로를 풀어주는 용도로 쓰였다. 일시적으로 배고픔과 피로를 잊게 해주고 잠이 오지 않는 정신 상태를 유지시켜 주어서 크게 인기를 끌었다고 한다. 다만 중독성과 혈압이 오르고 심박이 빨라지며 약효가 떨어지면 급격한 피로와 기분 저하를 일으키는 점이 문제점으로 지적되긴 했지만 당시에는 크게 문제 삼지 않는 분위기였다. 이런 각성제가 본격적으로 많이 사용되기 시작한 것이 전쟁이었다. 특히 2차 세계대전 초기, 독일이 유럽에서 초기의 우세를 잡는 데에는 '퍼비틴'이라는 각성제가 크게 도움이 되었다고 한다. 이를 복용하면 전차를 모는 운전병들은 잠을 자지 않고도 수일 정도는 거뜬하게 움직였고, 명령이 내려오면 그대로 복종하며, 일반 병사들도 두려움 없이 적진으로 돌격하는 등 상당한 효과가 있었다고 한다. 당연히 연합국 측에서도 각성제를 대량으로 보급하기 시작하였는데, 이 약을 복용한 병사들이 지나치게 용감해지는 바람에, 즉 두려움이 없어지는 바람에 오히려 복용을 자제하는 지침을 만들기도 했다고 한다.

여기까지 들으면 각성제가 어떤 작용을 하는지 좀 더 뚜렷해지게 된다. 전쟁에 나가는 병사들의 심리는 어떨까? 당연히 두려움이 생길 테고, 이는 현재 자신의 일에 집중을 어렵게 할 것이다. 또 온갖 생각이 떠오를 것이다. 집에는 무사히 살아서 돌아갈 수 있을까? 이대로 돌격하는 것이 옳은 일일까? 이 작전은 성공할까? 적들이 기다리고 있으면 어떻게 하지? 살아날 방법은 없을까? 그래서 지휘부가 이 각성제들을 보급한 것이다. 두려움이 없이, 오직 명령만이 머리를 지배하게 해서 적진에 돌격하도록. 즉, 각성제란 머리를 좋아지게 하는 것이 아니라, 결과적으로는 다른 생각을 못하도록 차단하는 결과를 가져오는 것이다. 생각하는 사고의 폭을 좁아지게 해서, 눈앞에만 집중하도록 하는 것. 그 결과로 단순 업무와 행동에는 집중을 하게 해주지만 폭넓은 시야가 필요한 영역에서는 그 활용도가 떨어진다. 그렇기 때문에 처음부터 당시 열악한 근무조건에 시달리는 공장노동자들에게 보급을 한 것이다. 부당한 노동조건을 개선하려는 시도 자체도 떠오르지 않고, 문제의식도 생기지 않게 하는, 마치 뇌의 일부분을 절제해버린, 복종만이 가능한 사람을 만드는 것이 이 약의 쓰임새였다. 전쟁 말기에는 일본군이 자살특공대—가미카제 조종사들에게 히로뽕을 먹이기도 했다고 한다. 자신의 이익과 안전을 생각하지 못하고 오직 명령을 따라야 한다는 생각만을 하도록, 두려움을 못느끼도록, 그래서 오직 조직의 한 부분으로서, 조직의 도구로서 작용하도록 하는 것이 각성제이다.

각성제란 이름도 괴상할 정도로 이상하다. '각성하다'의 한국어의 뜻은 '깨어서 정신을 차리다', '깨달아 알다'이며 영어의 각성하다란 뜻의 단어도 'awaken'이다. 이는 모두 지적인 능력과 상황이 개선된다는 뜻을 가지고 있다. 그러나 실제로 각성제라고 번역된 원래의 영어 단어는 'stimulant'이다. 이는 'stimulate'에서 온 것으로 정신적인 능력과는 아무 상관 없는, 그냥 흥분시킨다는 뜻이다. 이는 육체적인 의미가 더 강한 말이다. 지적인 것과는 별로 상관이 없다. 굳이 비슷한 작용을 보자면 '성적으로 흥분'하는 것과 육체적으로는 비슷하다. 그러므로 히로뽕 같은 경우 강한 성욕을 불러일으키기도 하는 것이다. 그냥 흥분시키는 것, 자극시키는 것이 오늘날 '각성제'라고 불리는 것의 정체이다. 각성제로 부르지말고 흥분제라고 불러야 정확한 번역이다.

아이가 주위를 너무 두리번거리거나, 졸거나 멍해질 때 성적인 흥분을 불러일으킬 수 있는 매체를 보여준다면 어떨까? 졸지도 않고 부산하게 움직이지도 않을 것이다. 그렇지만 학습은 어떨까? 공부가 과연 될 것 같은가? 이런 각성제의 목적은 대중을 통제하는 것이다. 모든 정신과 약물 자체가 그렇다. 당신이나 당신과 관계된 소중한 사람들의 재능을 살리고 더욱 발전시키며, 그들을 소중히 여겨 온전하게 하는 것이 아니라, 다른 사람들의 불편함을 없애거나, 다른 사람들의 이득을 위해 문제가 있는 것으로 보이는 사람들의 행동을 통제하는 것이 각성제의 진정한 목적이다. 그래서 ADHD 치료제를 복용해도 학업 성과에는 별반 차이가 없다는 연구가 계속 나오는 것이다. 이런 각성제와 ADHD 치료제로 쓰이는 약물은 다르지 않냐고 생각하겠지만 그렇지 않다. 거의 같다.

중추신경을 자극하는 것과 자극하지 않는 것 크게 두 가지로 나뉜다. 중추신경을 자극하는 것은 암페타민 계열(애더럴, 덱세드린)과 메틸페니데이트 계열(리탈린, 콘서타, 메타데이트 등)로 나뉘며, 중추신경을 자극하지 않는 것은 아토목세틴 계열이다. 우리가 흔히 아는 콘서타와 리탈린 등이 메틸페니데이트 계열이며, ADHD 치료의 목적일 경우 가장 우선적으로 선택된다. 암페타민 계열은 미국에서는 많이 쓰이지만 한국에서는 중독성 때문에 사용이 금지되어 있어서 구하기가 어렵다. 미국에서도 ADHD 치료제의 목적보다는 흥분제로서 중독적으로 많이 사용되고 있다. 이런 메틸페니데이트 계열의 약물이 별로 효과가 없을 경우, 그리고 부작용이 심할 경우에 아토목세틴 성분을 처방하게 되는데 약품명으로 '스트라테라'고 쓰여 있으면 바로 이것이다.

이런 약을 사용할 때 보호자들은 처음에는 염려와 걱정을 한다. 이 약들은 모두 '향정신성의약품'으로 분류되며, 향정신성의약품은 사람의 중추신경계에 작용하는 것으로 이를 오용하거나 남용하는 경우 인체에 심각한 위해가 있다고 인정되는 물질이다. 메틸페니데이트 자체가 구조적으로 암페타민과 유사하며, 작용 또한 코카인과 비슷하다고 알려져 있다. 이런 보호자들의 염려에 ADHD 치료제를 처방하는 쪽에서는 안전성이 입증되어 있다고 말하며, 장기적인 부작용에 대한 연구와 검증이 완료되었으니 안심해도 된다고 설명한다.

그러면 ADHD 치료제의 부작용은 무엇일까? 기밀에 속하는 자료도 아니며 누구라도 쉽게 볼 수 있도록 공개되어 있다. 식욕감소가 첫 번째이고, 성장장애—즉, 키가 안 크는 것과 수면장애도 중요한 부작용 중에 하나이다. 이 약을 복용하면서 식욕감소와 성장장애, 수면장애, 두통, 복통 등의 증상이 나타났다고 아이가 이야기해도 큰 문제가 아니라는 의사의 설명을 듣게 된다.

여기서 관점의 전환을 가져보길 권한다. 당신의 아이나, 당신 자신이, 아무 이유 없이 식욕이 없어지고, 머리가 무겁고 아프며, 잠을 깊이 못자고, 성장이 잘 안 되면, 이 증상들은 과연 걱정할 필요가 없는 것인가? 그냥 넘어가면 되는, 묻어버리면 되는 문제인가 하는 것이다. 의사가 당신 입장을 생각해 주길 바라서는 안 된다. ADHD 약을 복용해서 나타나는 문제이니, 원인이 있는 것이며, 그러므로 안심해도 된다고 생각하는 사람도 있을 것이다. 그런데 사실 정답은 '원인 없음, 모른다'이다. ADHD 약으로 인한 부작용이며 안심할 수도 있다면, 이 약의 부작용이 나타나는 경우와 나타나지 않는 경우를 예측할 수 있어야 한다. 이 약의 용량이 얼마 정도면 어느 정도 부작용이 나타나며, 이 아이의 경우에는 부작용이 없이, 저 아이는 부작용이 어느 정도 나타날 것이며, 이 두 아이의 두뇌신경구조와 도파민, 노르에피네프린 수용체와 시냅스 간의 구조와 기능상의 차이에 의해서 나타난다는 것을 예측하고 설명이 가능해야 한다. 설명이 가능하지 않고 통제되지 않으며, 통제할 수도 없는 것이라면, 그러면 그

것은 원리를 모르는 것이다. 모르고 있는 것이다. 이런 식욕감소, 수면장애, 성장장애와 두통 등 중추신경계와 관련된 아이의 문제에 대해서, 정신과 의사는 어쩔 수 없다는 입장이며, 아이가 다른 사람들의 눈에 띄는 행동만 하지 않으면 된다는 것이다.

보호자의 입장은 어떠한가? 중추신경계 문제를 감수하고서라도 ADHD 치료제를 먹이는 것이 미래의 아이에게 도움이 될 것이라고 확신하고서 하는 행동인가? 정신과에서 ADHD 치료제를 처방받아서 아이에게 먹이면서 위와 같은 부작용을 호소하는 부모들이 있다.

"아이가 멍해진 것 같아요."
"날뛰지는 않는데 오히려 자기주체성과 창의력은 떨어진거 같아요."
"아침마다 머리가 아프다고 해요. 밥을 잘 안 먹어요"

이처럼 알려진 부작용을 주로 이야기한다. 만약, 아이스크림을 먹고 아이가 저런 모습들을 보이면 부모들은 어떻게 행동할까? 햄버거를 먹고 나서 그런다면? 이런 부모들에게 아이가 먹는 ADHD 치료제를 며칠 먹어보라고 하면 대부분 거부한다. 안 먹는다. 이유는 대체로 한 가지인 것 같다. "왠지 꺼림칙해서" 또는 "우리는 ADHD가 아닌데"라는 이유도 가끔 있다. 결국 자기 몸에 나쁜 영향을 끼칠까봐 먹지 않는 것이다. 정신과에서는 분명히 말한다. 정신과 의사는 분명히 말한다. 수년 아니 수십 년을 먹어도 안전한 약물이라고. 그럼 ADHD가 아닌 사람도 며칠 정도는 먹어도 괜찮지 않을까? 그 많은 환자 중에 ADHD가 아님에도 오진으로 처방을 받아서 복용하는 사람은 없을까? 그런데 부모가 며칠 먹는 것이 대수인가? 이렇게 생각하는 것이 이상한 것일까?

항히스타민제라는 것은 너무 유명해서 모르는 사람이 없을 것이다. 두드러기, 피부 가려움증, 콧물, 재채기, 불면증, 구토 등 주로 알러지 질환에 사용 중이며 그만큼 대중적인 약물이다. 이런 항히스타민제의 부작용도 이미 알려져 있는데, 졸림과 두통 피로감 메스꺼움 등이 대표적이다. 항히스타민제도 1930년대에 개발되었으니 ADHD 치료제보다는 오래된 편이다. 그런데 최근 항히스타민제도 새로운 부작용에 대한 우려가 발표되고 있는데, 바로 '치매'와 관련된다는 것이다. 이미 항히스타민제를 복용하면 기억력이 떨어진다는 연구 보고도 있다. 어떤가? 부작용의 결과가 '치매'라는 점만 빼면 항히스타민제와 ADHD 치료제의 부작용이 나타나는 부위가 비슷하지 않은가? 최근에는 도파민과 노르에피네프린을 조절하는 약물을 장기 복용했을 때, '파킨슨병'을 일으킨다는 연구도 나오고 있다. 도파민과 노르에피네프린을 조절하는 약물들이 거의 정신과 치료 약물의 전부이다. 알려지기 시작한 위험성이 여기까지라면, 이제 더 이상의 위험이 발견된 가능성은 없다라고 판단하는 것은 합리적인가?

더구나 ADHD 치료제를 투약할 때 용량은 어떻게 결정하는지 아는가? 효과라고 판단되는 어떤 반응이 나타나는 시작점, 즉 최소한의 용량으로 결정하는 것이 아니라, 기대되는 반응이 있더라도 용량을 올리고 올려서 부작용이 심해지기 직전의 최대한의 용량이 권장 용량으로 결정되는 것이다. 만약 두뇌 속의 정밀한 화학물질을 다루는, 두뇌 속 물질의 불균형을 정밀하게 조절하는 약이라면 이런 식으로 약물의 용량을 결정하는 것은 맞지 않다. 앞에서 미리 설명한 것처럼, 두뇌 속의 도파민과 노르에피네프린의 양을 조절하는 것이 목적이라면 적어도 실제로 두뇌 속에서 각각의 양이 얼마나 부족한지는 알아야 하는 것이 아닌가? 시간당 변화량 정도까지는 아니더라도 말이다. 더구나 그렇게 안전하다면, 아이의 키 성장은 왜 꾸준히 모니터링 해야 하며, 가족 중에 돌연사가 있었거나, 아이에게 부정맥, 그 외 심장질환이 있는 경우에는 심각하게 고민해야 한다는 설명은 무얼 뜻하는 것일까? 심각하게 고민해서 뭘 어쩌겠다는 것인가? 오직 계속 먹일지 중단할지만 고민하는 것이지, 고민한다고 심장질환 위험성을 낮출 어떤 방안을 가지고 있지도 못하다! ADHD 치료제의 목적이 생명과 관련된 것이라면 미지의 위험을 감수하는 것이 당연하겠지만, 그냥 흥분제를 먹은 상태를 만드는 것이 목적이라면 다시 생각해 봐야 하지 않을까?

이미 ADHD 치료제를 복용했을 때에는 생각의 시야가 좁아져서 스스로 생각하고 자신에게 맞는 다양한 길을 고려하는 능력이 떨어지고 창의력이 없는 누군가의 머슴 같은 사람이 되는 위험성이 경고되고 있다. 이는 ADHD 치료제를 복용함으로써 단순한 상황에 적응하는 훈련을 하게 되고, 사회와 집단이 요구하는 모습으로 살아가게 된다는 것을 말한다. 이것은 ADHD라는 특성을 가진 사람들의 개성을 말살하고 집단화·조직화·구조화시킨다는 것이다. 전쟁터에 나가는 병사들처럼, 공장의 기계처럼 주어진 상황과 조건에 의문을 품지 않고 최대한 시야를 좁혀서 눈앞에만 집중하는, 사회가 요구하는 그런 사회 시스템의 한 부품으로서만 열심히 살아가는 사람으로 만드는 것이다. 영광스런 제국의 신민으로서, 천황폐하의 명령에 한치의 의문도 품지 않고 적의 군함을 향해 날아가는 일본 가미카제 조종사들처럼 자신에게 요구되는 그 어떤 것도 의문을 품지 않고 해내는 그런 사람으로 만들어야 할 필요가 있을까?

특히 예민한 사람들은 각성제를 치료목적으로 복용하더라도 초기에 '자기 자신'이 아닌 것 같다는 느낌을 받는 경우도 많다. 물론 이마저도 꾸준히 약물을 복용하게 되면 느끼지 못하게 되기도 하지만, 어쨌든 개인의 역량을 강화하고, 개성을 발전시키며, 스스로 자신의 장단점을 파악하고, 주변 환경을 자신을 중심으로 놓고, 좋은 것과 나쁜 것으로 분류하고, 조직화해 나가는 그런 자기계발서들에 나오는 성공적인 인생과, 각성제를 먹은 인생은 다르다. 각성제를 복용하면 그냥 각성제를 복용한 상태일 뿐이다. 잠을 푹 잔 것과, 수면제를 먹고 기절한 것은 다른 상태이며, 밝고 용기있는 사람과 술 취한 사람은 다른 것처럼 말이다. 결국 개성을 부정하고, 사회의 부품으로 만드는 것이 목적인 치료가 현재의 ADHD라고 이름 붙인 일시적 상태의 약물 치료인 것이다.

앞글에서 적었듯이, 이 처방을 받아서 복용시키기 전에, 이 약물치료를 통해서 이 아이가 성취할 수 있는 최대 기대치의 목표가 어디인지를 물어보는 것이 중요하다. 성인인 경우도 마찬가지이며, 이 치료를 받았을 때 내가 얻을 수 있거나, 노려볼 수 있는 목표는 어디까지인지 물어보는 것은 의사가 ADHD라고 진단한 아이 또는 어른을 어떻게 바라보느냐 하는 것을 알게 해준다. 대부분은 처방을 내리는 의사 자신만큼의 능력보다는 기본적이고 필수적인 기능을 염두에 두고 있을 것이다.

ADHD의 비약물적 치료

인지 행동적 놀이치료, 심리치료, 부모 교육 등은 인간 전반에 대한 교육과 훈련과정들이다. 아이의 특성을 잘 파악하며, 아이와 부모의 관계를 회복하고, 아이의 특성과 개성에 맞는 훈육법, 양육법을 찾아가는 것이다. 그러니 각각의 가정마다 다양한 사정이 있는 만큼, 엄청나게 많은 분량의 비약물적 치료방법이 있다. 여기서 다시 ADHD의 원인에 대한 논의를 불러와 보면, ADHD는 양육의 문제가 아니라 생물학적 뇌의 문제라고 하는 주장들이 거의 대부분이다. 그렇다면 이런 비약물적 치료가 무슨 효과가 있을까? 무슨 작용을 하길래 ADHD를 치료하는 데 도움이 된다고 할까? 놀이치료와 심리치료를 통해서, 부모들이 어떻게 행동하느냐에 따라서 아이의 ADHD가 달라질 수 있다면 ADHD는 뇌의 문제가 맞는 것일까? 놀이치료, 심리치료, 교육받은 부모가 달라진 모습 등이 양육 환경이 아닌가? 양육 환경이 바뀌면 ADHD 치료에 도움이 된다고 하면서 왜 ADHD의 원인은 양육이 아니라 생물학적인 뇌의 구조적 문제라고 할까? 성장기에 좋은 환경과 충분한 이해를 제공해 주는 주변 사람과의 상호교감을 통하면 뇌에 좋은 영향을 미쳐서 두뇌의 구조가 변화한다는 연구도 있다. 그렇다면, ADHD라는 것 자체가 아이의 특성에 딱 맞는 환경을 제공해 주지 못한 것, 충분히 만족스럽지 못한 인간관계 등이 뇌의 발달에 나쁜 영향을 끼쳤다고 생각해 볼 수 있다. 그렇다면 이것은 무엇인가? 양육 아닌가? 그러므로 앞장에서 밝혔듯이 ADHD는 장애라기보다는 아이가 집중해야 하는 대상에 흥미를 느끼지 못하거나, 무관심한 형태의 상황이다.

그러니 종합적으로 본다면 ADHD의 치료는 환경이 그만큼 중요하다는 것이며, 이런 환경은 단순히 좋다/나쁘다가 아닌 아이의 개성적인 면을 잘 맞춰줄 수 있는 것인가 하는 좀 더 심화된 형태이다. 이런 비약물적 치료 방법들에 대해서는 여러 책에서 잘 서술하고 있다. 그리고 앞으로도 계속해서 발전된 방법들이 나올 것으로 기대하고 있다. 시대가 변하면, 생활이 변하고, 생활이 변하면 정서가 변하고, 정서가 변하면 인지도 변하게 된다. 사람의 내면은 절대 고정되지 않고 유행처럼 계속 변화하게 되어 있다. 다만 느리게 변하는 사람이 있고 빠르게 변하는 사람이 있다는 정도의 차이이며, 이런 변화는 사람을 둘러싸고 있는 경제 산업구조의 변화에 따라서 반응하게 되어있다. 그러므로 각각의 노하우, 방법들은 계속해서 변화하고 진화하게 되어 있어서 끊임없는 업그레이드가 필요하다. 그러니 본인이나 자기의 아이만을 위해 만들어진 테크닉이란 건 없고, 또 누군가가 만들어 준다는 것도 어렵다. 어려워도 꾸준히 노력해서 자신만의 육아법, 교육법, 행동교정법을 만들어 낸다고 하더라도 이미 수년의 시간이 지나버린 다음이 된다. 그래서 정신과에서는 나름대로 약물치료가 반드시, 또 우선적으로 필요하다고 하는 것이다. 그렇더라도, 이런 비약물적 치료법의 현실에도 변하지 않는 원칙이 있다. 이런 원칙들을 익혀놓고 그에 맞춰 실천해간다면 굳이 여러 기교와 기술들을 배우려고 노력하는 것보다는 나을 것이다.

아이의 미래보다는 좋은 관계와 사랑이 먼저다

무수히 많은 반대와 고민이 있을 것으로 예상되는 말이다. 아이에 대해서 부모나 지인, 주변 사람들이 아쉬워하고 잔소리를 하는 이유는 무엇일까? 바로 지금보다 더 나은 미래를 위해서 요구되는, 미리 준비해야 하는 필요한 일들을 아이가 제대로 해내지 못하고 있는 불확실성 때문이다. 보호자이거나 아니면 선배, 경험자로서 예측되는 미래에 대비하지 못하는 사람을 본다면 누구나 다 도움을 주고 싶은 마음이 든다. 아이가 미래를 위한 준비를 해내지 못하고 있다면 안타까운 마음이 드는 것은 어쩔 수 없다. 이런 안타까움이 관심과 사랑이 아니고 무엇일까? 보편적으로 지극한 사랑이 없으면 서로 감정이 상할 수 있는 상황에서 지속적으로 부딪히고 교류하지는 않는다.

거의 모든 교육법, 육아법 등에서 아이와의 교감, 아이와의 신뢰관계, 아이의 정서안정 등을 최우선으로 꼽는다. 당연히 다른 사람을 내 뜻대로 움직이게 하려면 대단한 대가를 치르거나, 아니면 정서적으로 소통해야 가능한 일이다. 사람이란 일반적으로, 훌륭한 인물이나, 부모, 선생님의 말보다는 친구나 지인의 말을 더 잘 따르게 되어 있는 것이 보통이다. 보호자와 자녀의 관계에 대해서는 여러 훌륭한 테크닉들이 많이 있다. 저절로 감탄이 나오게 되는 그런 대화법들도 많다. 그러나 이런 기술들을 배워서 지속적으로 효과를 내기가 어렵다는 것도 사실이다. 좋은 대화는 나의 좋은 마음을 상대방에게 전달하는 것이 목적인데, 대화의 테크닉이 오직 내 뜻대로 상대방을 움직이기 위함이라면 상대는 아무리 어려도 내 뜻대로 움직여지지 않는다. 한두 번은 통하지만 장기적으로는 오히려 더 기피하는 관계가 될 수도 있다. 아무리 똑똑하고 현명한 사람이라도, 상대방을 내 뜻대로 움직이려는 목적이 머릿속에 있으면 상대방에게 내 진심을 전달하기란 쉽지 않다. 목적이 앞서고 진심이 뒤에 가려지기 때문이다.

그럼 아이와 좋은 관계만 되면 그만이고 아이의 미래 따위는 어떻게 되어도 상관이 없냐고 하는 사람들도 있을 것이다. 그런 문제 제기는 당연하다. 다만, 현실을 먼저 살펴보자는 이야기를 하고 싶다. 지금 잔소리를 계속 해대고, 화내고, 달래고, 윽박지르고, 보상을 주고, 거래를 하면 우리가 원하는 것을 얻을 수 있을까? 열정은 대부분의 경우에 꼭 필요한 것이지만 열정이 현실을 압도한다고 원하는 것을 얻을 수는 없다. 특히 부모와 자녀의 경우에 그렇다. 진료실에서 아이가 지시 사항을 따르지 않는다고, 기대에 미치지 못한다고 지적을 쉽없이 하는 사람들을 자주 본다. 이건 꼭 ADHD뿐만 아니라 다른 학습 관련 문제에서도 마찬가지인데, 학교 마치고 온 아이를 하루 두 시간씩 쉬지 않고 반복해서 지적을 하는 사람도 보았다. 계속해서 이야기하고 이야기해서 아이가 원하는 대로 움직여주고, 바람직하지 않은 행동을 교정해 나간다면, 그것이 가장 쉬운 일일 것이다. 잔소리만으로도 된다면, 아이가 학교에서 오면 어머니가 두세 시간 잔소리를 하고 밤에 아이가 잠들었을 때에는 아빠가 잠들어 있는 아이의 귀에 대고 소곤소곤 두세 시간 잔소리를 하면 된다. 잠결에라도 무의식에 각인이 될테니 말이다. 얼마나 쉬운 일인가. 지적하고 교육적인 내용의 연설을 하는 것이 가장 쉽다. 그건 내키는 대로 하면 되는 일이기 때문이다.

가장 어려운 일은 역시 희생하는 것이다. 희생이란 나 스스로가 내키지 않는 일, 옳다고 생각하지 않는 것을, 다른 사람이 원하기 때문에 하는 것이다. 자신은 아이의 미래에 도움이 되지 않는다고 생각하지만, 아이가 너무 원하기 때문에 내가 원하는 것을 포기하는 경우에라면 적어도 아이와의 관계는 남게 된다. 단순히 글로 모든 상황을 설명하기는 어렵지만, 냉철하게 생각해서 뜻대로 잘 안 된다면, 그냥 모든 것을 내려놓고 포기해야 그나마 아이를 변화시킬 수 있는 기회가 온다는 뜻으로 이해해 주면 좋겠다. 내 의견을 들어주고, 내 욕망을 이해해 주며, 내가 어리석어 보이더라도 내 행동을 지지해 준다면, 그런 사람의 조언을 듣고 싶은 것이 대다수의 사람들이며, 나에게 부족함만을 일깨우는 사람과는 머리로는 옳다고 생각해도 가슴으로 거부감이 생겨서 행동으로는 좋은 방향으로 이어지지 않는 경우가 많다. 인간은 상대방에게 감동을 받거나, 아니면 나와 비슷한 처지라는 이유로 스스로 마음을 열게 된 그런 상대가 아니라면 조언을 듣지 않는다. 많이 해봐도 안 된다면, 그 방법은 안 되는 것이다. 지금까지와 같은 방식으로 억지로 움직이게 할 수 있을지도 모른다. 하지만 그렇게 해서 어디까지 성취하게 할 수 있을 것인가?

보호자와의 교감과 긍정적인 지지만이 아이를 변화시킬 수 있고, 어려운 일에 도전할 수 있는 용기를 아이에게 가져다 준다. 아이의 미래를 위한다고 하지만, 그 미래라는 것 또한 보호자들의 식견 안쪽에 있는 것들이 아닌가. 그렇기 때문에 애초부터 한계가 있는 것이다. 부모 자체도 정답을 가지고 있는 것은 아니다. 처음부터 부모의 정답을 강요하는 것이다. 언어로는 그럴듯한 내용을 담아서 이야기하겠지만, 행동으로는 '그냥 나처럼 되어라'라고 하는 것이다. 이런 것들은 기술로 극복할 수 있는 것이 아니다. 아이에 대한 사랑이 있어야 극복할 수 있는 것이다. 극복한다기보다는 받아들이는 것이고, 나의 뜻을 꺾는 것이기도 하고, 나의 식견을 다시 고쳐나가는 것이기도 하다. 그렇기 때문에 다른 모든 것들보다 나와 아이의 좋은 관계, 그리고 그 사이의 서로에 대한 사랑을 만들어가는 것이 가장 중요하다는 확고한 신념이 없으면 결국엔 테크닉에 의존하게 되고, 테크닉으로 버티다 보면 결국엔 포기하게 되고 관계가 깨어진다.

운동을 예로 들어보자. 운동엔 테크닉이 중요하다. 그러나 이 테크닉이란 것도 기본이 갖춰진 다음에야 작동하는 것이다. 체력과 근력이 갖춰지지 않은 상태에서의 테크닉이란 아무 것도 아니다. 간단해 보이는 테크닉도 유효한 효과를 얻으려면 체력과 근력이 기본은 되어야 하듯이, 아이에게 무언가를 시키려고 할 때에도 부모의 의지와 테크닉만으로 되는 것이 아니다. 기본적으로 아이와 부모와의 관계가 깊어야 하고, 서로 신뢰관계가 있어야 하고, 아이가 또 그것을 느껴야 한다. 가끔 보면 부모들이 한탄하기를 아이가 부모의 마음을 몰라준다고 한다. 부모의 그 마음에는 충분히 공감하며, 당사자는 안타까운 마음일 것이라고 생각한다. 하지만 그건 부모의 마음을 몰라주는 아이의 문제가 아니라 부모의 문제라고 보아야 한다. 부모가 스스로를 돌아보았을 때 자녀를 충분히 사랑하지 않았거나, 자녀가 그것을 느낄 만한 충분한 표현을 못해줬거나, 시간을 못내줬거나 하는 등이다. 결국 존중받는 느낌을 어떻게든 만들어줘야 그 다음을 기약할 수 있다. 지금은 부모의 지시를 듣지 않더라도 관계가 살아 있어야 다음엔 조언을 수용할 수도 있다.

기쁨과 감동을 경험하게 하라

마음이 심란한 상태에서는 집중을 유지하기가 힘들다. 만약 당신이 이런 상황에 있는 것처럼 보인다면, 어른들의 경우에는 자기 자신의 상태를 스스로 표현을 하기도 하고, 주변에서 그에 대해 물어보기도 한다. "요즘 무슨 일 있냐"고. 만약 이런 심란함이 일회성의, 어떤 사건 중심에서 생긴 것이라면 외부로 표시가 쉽게 드러나거나, 본인도 평소와 다르다는 것을 느낄 수 있겠지만, 만성적으로, 매일, 오랫동안 이런 상태에 있었다면 둔감해지거나 그런 상황을 잊어버리기가 쉽다. 이런 예는 가족 중의 한 사람이 큰 병에 걸려서 돌봐줘야 하는 경우를 생각해봐도 금방 알 수가 있다. 처음에는 심각성을 느끼고 세심하게 배려를 하지만, 어느 정도 익숙해지면 지금의 환자 상태가 눈에 들어오지 않고, 과거의 건강했던 모습을 투영해서 바라보게 된다. 아픈 것이 잘 느껴지지 않는 것이다. 그래서 환자에게 짜증을 내거나, 환자가 할 수 없는 것을 요구한다. 마찬가지로 아이들의 경우에도 처음엔 아이가 시무룩하거나 상처 받은 자리에서 쉽게 회복하지 못하면 안타까워하지만 그런 일이 반복되면 그냥 으레 그러려니 하는 인식을 갖게 된다. 부모가 잘했건 못했건, 잘난 부모이건 바쁜 부모이건 간에 누구도 피할 수 없는 일이 된다.

양육법에 대한 거의 모든 책들에서 아이의 자존감을 살려주라고 한다. 자존감이 없는 아이들은 주위와 좋은 인간관계를 맺을 수도 없고, 심리적 안정감도 찾을 수 없으며 지적인 발달도 불완전하게 된다고 한다. 그러므로 아이를 존중해 주는 태도를 항상 유지하여야 한다고 하고, 그것을 가능하게 해준다는 대화법과 행동요령도 많다. 그것뿐만이 아니다. 사회생활에서 도움이 되는 대화법, 상대방에게 이쪽의 물건이나 서비스를 구입하게 하는 대화법, 이성을 유혹하는 대화법 등 테크닉에 대한 자료는 무수히 많다. 하지만 그만큼 빨리 사라지기도 한다. 그 이유는 그런 테크닉에는 힘이 실려 있지 않기 때문이다. 테크닉으로 사람의 마음을 움직이는 것은 효과적으로 작용하는 시간이 짧다. 테크닉만으로는 한 번은 가능해도 되풀이해서 반복하면 잘 먹히지 않는다. 마음을 움직이는 것은 감동의 힘, 기쁨의 힘이다. 테크닉도 좋고, 아이도 감동시키면 더할 나위 없이 좋겠지만, 둘 모두를 함께 하는 것이 잘 안 된다면 감동의 힘을 선택하는 것이 낫다. 큰 선물과 소비가 필요한 것이 아니다. 일상의 사소한 것들에서 아이를 기쁘게 하고, 기쁨을 넘어 감동을 시켜라. 누군가가 나를 기쁘게 하려고 노력한다면, 나를 감동시킨다면 그 사람이 은연중에 원하는 것을 들어주고 싶은 마음이 저절로 생긴다.

이런 마음을 보호자가 가지고 있는 것만으로도 아이는 자존감이 높아진다. 나쁘게 말하면 아이의 눈치를 살피는 것이고, 좋게 말하면 아이에게 세심하게 마음을 쓰는 것이다. 그냥 아이에게 잘해주려고 하는 정도라면 그 기준은 절대적으로 보호자가 될 수밖에 없다. '잘해준다'라는 단어 자체에는 이미 갑과 을이 나누어져 있다. 누군가가 다른 사람에게 시혜를 주는 것이다. 안 해줘도 되는 것을 해주는 것이 '잘해준다'라는 행위이다. 반대로 기쁨과 감동을 준다고 하면, 그 기준이 아이가 된다. 보호자가 생각하기에 잘해줬다든지, 아니면 주변 사람들이 "그 정도면 잘해주는 거야"라고 말하는 것과는 다르다. 아이가 기쁨과 감동, 감격을 느끼지 않으면 아무것도 아닌 것이 된다. 보호자들도 연애할 때가 있었을 것이다. 상대방을 기쁘게 하려 하고, 마음을 얻으려 하는 것, 이미 해본 적도 있고 잘 하는 것이기도 하다. 그런데 대부분의 보호자들이 자신의 부모에게서는 보호자 자신들을 덜 존중해 준다고 느끼면서 자신의 아이에게는 시혜적 입장을 선택하는 경우를 자주 보게 된다.

아이를 존중하고 아이의 호감을 사고, 아이의 자존감을 높여주는 것이 하나의 목표라면, 다른 목표가 하나 더 있다. 기쁨과 감동은 어디서 느끼게 될까? 심장과 뇌, 즉 중추신경계에서 강한 활동과 반향이 일어난다. 육체의 근육을 강화하는 방법이 근육을 계속 움직이는 운동이라면, 두뇌를 강화시키는 방법은 문제 풀이가 아니라 기쁨과 감동이다. 문제 풀이는 현재의 뇌의 능력 안에서 효용성을 높여가는 훈련이고, 기쁨과 감동은 뇌의 영역을 확장시키는 것이다. 두뇌의 역량을 크게 하는 것이다. 시야를 확장시키고, 세상을 좀 더 입체적으로 느끼게 해준다. 넓고 멀리 보게 해주고, 인식하게 해준다. 머리를 잘 쓰는 아이가 아니라, 머리가 좋은 아이를 만들려면 기쁨과 감동이 필수적이다. 기쁨과 가슴이 진동할 정도의 감동을 느끼게 되면, 자신과 주변, 세상을 바라보는 시각이 달라지게 된다. 세상에서 말하는, 머리가 좋아지게 되는 것과 같다. 자신의 삶을 가만히 돌이켜 보라. 어느 순간 시야가 확 열리듯이, 모든 것이 다 연결되어 있다는 것을 알게 되었던, 그런 인지가 트이는 순간이 있었을 것이다. 그 순간을 아이에게도 제공해야 한다.

3) 선택권을 자주 주어라

생활을 한다는 것은 늘 선택의 과정을 거치게 마련이다. 출입문을 열 때에도 밀어서 열 것인지 당겨서 열 것인지부터 오늘 학교를 갈 때 어떤 옷을 입을까에서부터, 식사 때 어떤 반찬에 먼저 젓가락을 댈 것인지 등 모든 것이 선택이다. 이런 것들에는 무의식적으로 하는 것들과 그래도 어떤 것을 선택할 것인지 생각이라도 조금 해보게 되는 것들이 있는데, 아이와 뭔가를 함께 할 때에는 가급적 선택을 아이가 하도록 하는 것이 좋다. 어릴 때부터 많은 선택을 해보도록 해서 선택이라는 것에 점점 익숙해지고 생각하게 만드는 것이다.

그런데 이런 것들은 의외로 까다롭다. 실천하기가 쉽지 않다. 첫 번째는, 선택권을 줄 때에도 아이가 최대한 존중받는 느낌을 만들어야 한다는 것이다. "너가 좋아하는 음식을 먹으러 갔으면 좋겠어", "거기까지 어떻게 가는 것이 좋을까?", "오늘은 무엇을 하는게 좋을까?", "필요한 것이 있는데 비슷비슷한 것들이 많네. 너가 좀 골라주면 좋겠다. 어떤 것이 좋을까?" 등 아이를 존중하면서 아이의 선택이 가치가 있는 것처럼 느끼게 해주어야 하는 것이 기본이다. 사소한 것부터 시작해서 좀 더 중요한 것까지 점점 확장해 나가는 것이 좋다. 단, 선택을 했으면 이유는 물어보는 것이 필요하다. "이 음식점이 왠지 좋아보여요", "이게 저것보다 예뻐요" 등 뭐든 괜찮다. 시험보는 것이 아니기 때문이다. 다만 "그냥"이라고 대답하도록 두면 안 된다. 꼭 논리적인 대답이 아니어도 된다. 감정적인 것이어도 좋고, 이성적인 것도 좋다. 어쨌든 이유에 대해서는 말을 하도록 해야 한다. 그렇지 않으면 귀찮아서, 습관적으로 선택을 하게 될 경우가 생길 수도 있다.

선택을 아이가 하도록 했으면, 그 이후는? 최대한 즐겁게 지내야 한다. 당신이 아이와 축구를 하러 가고 싶어도 아이가 대형마트를 가는 것이 좋겠다고 하면, 아이의 선택을 따르는 것이 좋다. 물론 비슷한 선택을 여러 번 한 다음에는 대화를 통해서 양보와 타협을 만들어 낼 수도 있지만, 그건 나중의 일이며, 지금은 아이의 선택이 존중받는 상황을 만들어야 한다. 그리고 아이의 선택으로 하게 된 모든 행동들이 설사 당신의 마음에 들지 않더라도 그런 티를 내서는 안 된다. 아이가 배드민턴을 하러 가자고 해서 나갔는데 만약 바람이 심하게 불어서 배드민턴을 하는 것이 힘들더라도 그 상황에서는 먼저 포기하자고 하거나, 아이를 비난해서는 안 된다. 그냥 바람 심하게 부는 날의 배드민턴을 웃으면서 즐겁게 하는 것이다. 그게 힘들면, 아이의 선택에 대해 좋은 점을 말해야 한다. "바람이 많이 부니까 너무 시원하고 좋다. 너가 아니었으면 이렇게 바람이 부는지 몰랐을 텐데. 너 덕분에 바람을 즐겁게 맞게 되었다." 이런 식으로 말이다. 그러고 나서 당신이 즐겁게 하려고 하는 모습을 보여준다면 아이가 먼저 그만두자고 할 것이다.

아이가 먼저 자신의 선택에 대해서 부정적인 이야기를 할 때 맞장구를 치면 곤란하다. 아이에게 책임을 묻는 식이 될 가능성이 높다. 우리의 목표는 아이가 선택을 두려워하지 않게 되는 것, 그리고 선택에는 예상 밖의 상황이 생길 가능성이 있다는 것, 그리고 그런 상황을 통해서 자기 자신에 대해서 좀 더 알아가게 하는 것이 목표이다. 만약 "여기 식당이 맛있을 것 같아서 오자고 했는데, 좀 맛이 없고 시끄럽고 불편하네요. 미안해요"라고 말한다면 "아니!"라고 먼저 말하는 것이 필요하다. "아니, 난 맛있는데?(정말 맛이 없더라도)" 또는 "맛은 없지만 깨끗해서 좋은데?", "그래도 우리가 안 가본 곳이라서 좋은데?" 이런 식으로 어쨌든 실패하더라도 아이의 선택이 긍정적인 면을 갖도록 말해야 한다. 어른이라면 아무리 형편없는 상황에서도 칭찬할 것을 적어도 하나는 찾을 수 있다. 이는 결국 아이를 존중하는 마음과 자세를 필요로 한다.

그 마음을 아이가 느끼도록 하는 것이 첫째이고, 아이가 자신의 내면의 욕구와 성향을 자각하게 하는 것이 두 번째이며 여러 번의 선택을 통해 자신만의 기준을 만들어 가도록 하는 것이 세 번째의 목표가 된다.

굳이 이 모든 것의 실질적이고 구체적인 효과를 말해보자면, 요즘 아이들은 지금 어른들의 아이 시절보다 훨씬 똑똑하다. 엄청난 정보를 접해서 상대적으로 모르는 것이 없고, 또 답을 내지 못하는 것이 없다. 단, 자신의 문제를 제외하고. 자신이 엮여있지 않은 세상의 여러 일에 대해서는 너무 할 말도 많다. 인터넷 댓글들 중에 상당수가 초등학생이라는 것을 아는가? 온라인에서 보면 어른인지 아이인지 구별하기 힘들 정도이다. 그러나 똑똑하지만 똑똑하지 못하다. 모든 세상일은 알지만, 정작 자신이 지금 어떤 상황이고 어떻게 움직여야 하는지는 모른다.

인류는 어릴 때에는 또래 아이들과 어울리면서, 여러 가지 상황을 접하고, 그러면서 따돌림도 당하고, 남을 지배하기도 하고, 속이기도 하면서, 그러면서 자라왔다. 놀이 문화라는 것이 실은 사회에서 내가 어떻게 움직여야 하는지를 체득해가는 과정이었다. 그러나 요즘 아이들은 어떤가? 어른들의 눈초리가 없는 공백 상태에서, 아이들끼리 집 밖에서 다양한 환경 변수를 접하면서 스스로 규칙을 만들고 변형해가며, 여러 구성원들 사이에서 자신의 유리한 입지를 만들어 가는, 그런 활동을 하고 있는가? 덜 참여적이고 수동적으로 지식만을 받아들이고 타인에 의한 규칙만을 받아들이는 훈련만을 받는 모습은 산업화되고 문명화된 모든 국가 사회에서 공통적으로 나타나고 있다. 똑똑하지만 현실 감각이 없는, 박학다식하지만 자아의 경계가 희미한, 정작 자기 일에는 우유부단한, 그런 수동적인 똑똑한 사람들이 만들어지고 있다. 마치 최고의 명문대학을 나왔지만 군대에서는 고문관이라고 불리는 사람, 새로운 조직에서는 어떻게 행동해야 하는지 생활 지능이 떨어지는 사람, 그런 사람들이 대다수가 되는, 그런 사람들이 만들어지는 문화인 것이다.

선택을 스스로 하게 하는 것은 그런 과거의 놀이 문화의 효과를 조금이라도 아이에게 가져온다. '내가 관여된 현실에서 어떻게 움직이는 것이 나에게 좋은가'라는 큰 의문과 깨달음을 매일 업데이트 하게 된다. 그래야 지금 당장 하기 싫은 일이라도, 선택할 수 있게 되는 것이다. 그리고 매사를 긍정적으로 보는 연습을 같이 하는 것은 다른 가족들에게도 큰 도움이 된다. 어른들의 주변을 보라. 늘 단점과 문제점을 찾아내려고 신경이 날카로운 사람들밖에 없다. 그런 사람들이 또 다른 사람들에 대해서는 더 냉혹하게 비판하고 지적한다. 그런 사람들 속에서 생활하다 보면 비뚤어지기 십상이다. 나이들어서 입꼬리가 아래로 축 처져있는 사람이 되는 것은 순식간이다. 쉽지 않겠지만, 아이의 선택에서 항상 좋은 면만 보려고 노력하면 보호자에게도 큰 변화가 찾아온다. 어느 틈엔가 모든 안좋은 것들 속에서도 좋은 것 한두 가지는 찾아내는 사람이 된다. 이런 것들이 인생에 살아가는 데 도움이 될까? '인생만사 새옹지마'라든지 '긍정적인 사람이 미래가 밝다'든지 하는 구호를 외치는 것 같은 말로는 배우지 못하는 것을 배우고, 그 배움을 자신과 일체화시키게 된다.

사람은 남이 선택한 결과를 체험하는 것보다, 선택을 스스로 해볼수록, 자신이 선택한 결과를 체험할수록 자신에 대해 더 잘 알아가게 된다. 그러면서 선택을 통해 동시에 자신을 만들어가게 된다. 많은 선택을 하고 그에 따른 결과를 스스로 체험하게 되면 자아가 성숙하고 확장된다. 또한 이것은 부모에게도 좋은 일이 된다. 자식을 존중하고 배려하고 칭찬하고 같이 좋은 면을 찾아가는 것은 자신을 구원하는 길이 되며, 보호자를 좀 더 성숙한 인간으로 이끌어준다. 어떤 인생의 길을 통해서도 절대 배울 수 없는 것이다. 사랑을 통한 희생, 그리고 그 희생을 통해 자신의 삶을 다른 관점에서 바라보게 되는 것은 자녀가 없다면 결코 얻기가 쉽지 않은 축복이다.

치료가 아닌, 능력 발휘를 위한다면

사람은 각각 다르다. 이것이 모든 것에 앞서는 영구 불변의 조건이다. 그리고 사람은 항상 변해간다. 어제의 욕구와 내일의 욕구는 같을지 모르지만, 적어도 수년 뒤의 나와 지금의 나는 원하는 것, 잘하는 것, 슬픔을 느끼는 상황, 기쁨을 느끼는 조건 등이 조금씩 다를 것이다. 우리는 계속 변하고 있다. 그리고 우리는 항상 남들과 다르다. 이것은 우리가 잘하는 것, 힘들이지 않고 할 수 있는 것들이 남들에게는 아닐 수 있다는 것을 뜻하며, 우리가 좋아했던 것, 잘했던 것들도 상황과 누적된 경험, 시간의 변화에 따라 달라질 수 있다는 것이다. 앞장에서 설명했던 인간의 집중력을 크게 세 가지 요소의 협응으로 분류했던 것을 기억한다면, 정—기—신 또는 육체—정서—지성이라는 단어를 다시 기억하는 것이 좋겠다. 인간은 너무나도 다양한 스펙트럼으로 나눌 수 있지만, 우리는 그렇게까지 분류할 능력이 되지 않으므로, 일단 세 가지 측면에서 살펴보도록 하자.

육체의 욕구가 큰 사람

아이건 어른이건 상관없이, 육체의 활력, 육체에서 나오는 충동이 강한 사람이 있다. 이런 사람은 타고난 운동선수, 무용가라고 볼 수 있겠다. 가만히 앉아 있으면 움직이고 싶은 욕구, 몸을 사용하면 기쁨이 올라오는 스타일이라고 하겠다. 어린 아이이건 어른이건 몸에서 올라오는 욕구가 이렇다면, 육체의 욕구를 충분히 채워줘야 한다. 육체적인 발산이 필요하다. 몸을 충분히 사용하게 해주면, 학습이나 그 외 해야만 하는 일에 집중하기가 쉬워진다. 성공적으로 사회에 적응하고 자신의 일에서 성과를 내는 사람들을 보라. 등산, 헬스장 등에서 규칙적인 운동을 하는 것이 업무에 도움이 된다고 분명히 말한다. 땀을 흘리고 뛰고 던지고 달리고. 어떤가? 생각만해도 가슴이 시원해지지 않는가? 육체의 욕구가 유달리 큰 사람은 그만큼 더 발산을 해야 하겠지만, 스포츠는 집중력 향상에 도움이 분명히 된다.

정서적 욕구가 큰 사람

애정이 더 필요한 사람, 정서적 경험이 더 필요한 사람, 가슴이 쉽게 답답해지는 사람이라고 볼 수 있겠다. 특히 성인 중에 자신이 ADHD임을 알게 되었다는 사람 중에 이런 유형의 사람들이 많다. 자신의 열정을 지금 자신의 상황이 채워주지 못할 때, 여행을 다니고, 사람을 만나고, 클럽에서 춤을 춰도 가슴의 답답함이 풀리지 않는 사람들이 있다. 이런 사람들의 공통점이 있다면, 정작 자신은 자신이 정서적 욕구 불만인 것을 잘 모른다는 것이다. 어려서부터 좋은 사람, 능력있는 사람이라는 선대의 틀을 주입식으로 의문없이 따라온 사람들이다. 의문이 있었더라도, 사람은 경험하지 못한 것으로는 의식의 외연을 확대하지 못한다. 평생 서울에서만 살아온 사람이 아프리카나 중동의 사막, 노르웨이의 대자연을 상상할 수 있을까? 지금은 영상이 많아서 간접경험이라도 하지만, 간접경험할 매체가 없다면 그런 풍경이 존재하는지도 상상할 수 없다. 그리고 영상을 통해서 많이 접했다고 하더라도, 직접 현지에 가서 체험을 해야 자신이 사막을 사랑하는지, 아니면 습한 밀림을 좋아하는지를 알게 된다. 그러니 한국의 대도시에서 성공적으로 학습을 해냈다고 하더라도, 나이가 들어서 경험을 통해 자신만의 정서적 특징이 조금씩 발현되기 시작하면, 지금까지의 일에 과거처럼 더 집중하기 힘들어지는 것이다. 아이건 어른이건, 이 욕구를 충족시켜주지 못한다면, 장기적인 집중력을 형성하는 것은 상당한 어려움이 예상된다.

지성이 다른 경우

아이의 경우에는 이 일을 해야만 하는 필요를 인지하지 못하는 경우, 그리고 이 일을 쉽고 편하게 하는 방법을 모르는 경우가 있을 수 있다. 하지만 어른의 경우에는 이것이 단순한 지적인 수단을 보유하지 못했다라는 것보다, 이 일에 대한 확신이 없는 경우가 있다. 즉, 지성을 약간 상회하는 수준의 일종의 영성 초기단계, 예감 같은 것이라고 볼 수도 있겠다. 이 일이 재미가 있고, 의미도 있지만, 이 일을 꾸준히 하는 것이 미래에 도움이 되지 않을 것 같다는 '촉' 같은 것 말이다. 그런데 이 역시 마찬가지로, 무의식에서는 '예감'이 작용하고 있지만, 본인은 그것을 무시하고 있는 경우도 있다. 의식으로 드러내게 된다면, 자신이 명확히 인지하기 시작한다면, 그 다음부터는 행동으로 옮겨야 한다는 압박감, 또 머물러 있으면 안 된다는 불안감 같은 것에 시달릴 확률이 높기 때문이다. 결국 어른이 되어 잘 해오던 일에서 ADHD 같은 느낌을 받는다면, 미래가 달라지고 있을 가능성이 높다. 자신을 더 잘 알 수 있도록 다양한 경험을 하고, 다양한 분야를 탐색하고, 길게도 보고, 가깝게도 보고, 그래서 자신이 느낌으로 확신하는, 그런 삶의 환경을 재창조 하는 것이 필요하다.

그럼에도 불구하고

자신의 특성, 아이의 특성, 현재 처해 있는 상황적 특성이 모두 다르더라도, 사람은 어쩔 수 없이 눈앞에 일에 집중해야 하고, 성과를 내야 하는 상황에 처할 수 있다. 내키는 대로, 자신에게 맞는 대로 미래의 현실을 만들어 간다는 것은 하루 이틀에 되는 것이 아니기 때문이다. 현재의 삶에서 어떻게든 실을 뽑아내야 다음 삶의 천을 짜는 것이 가능하다. 아이도 마찬가지인데, 운동만 하고 싶어 한다고 계속 운동장에만 둘 수는 없다. 기초적인 학업은 해야 하는 것이다. 그러므로 육체—정서—지성의 조화가 필요하다. 육체적 욕구가 발달한 아이들은 육체적 활동은 강렬하게 시키면서도, 정서와 지적인 앎에서 오는 감동을 경험시켜야 하고, 정서적으로 가슴이 답답한 아이들은 시원하게 탁 트이는 느낌을 받을 수 있는 자극을 주어야 한다. 지적인 분야의 자극은 교육기관이나 심리상담 등에서 워낙 좋은 부분들이 많다. ADHD를 의심하는 성인들 같은 경우에는 자신이 욕구불만이 아닌지를 일단 살펴볼 필요가 있다. 그 욕구불만이 육체적으로 발산을 못해서 그런 것인지, 현재 살고 있는 집이나 동네가 마음에 안 드는 것인지, 직장의 물리적, 지리적 환경 때문인지도 살펴봐야 하고, 주변 사람과의 교감 상황도 고려해봐야 한다. 또 자신이 새로운 경험, 새로운 사람을 만나보고 싶은 것인지, 새로운 지식에 대한 갈망이 있는지도 중요하다. 어쨌건 성인의 경우이건 아이의 경우이건 변화가 필요하고, 변화를 통해 긍정적인 결과를 이끌어 낼 수 있는 것은 틀림없다. 결국 더 어려운 과제에 더 오랜 시간 지금보다 깊이 있게 집중을 해야 한다면, 지금보다 더 나은 체력, 지금보다 더 발달한 정서와 열정, 그리고 더 나은 지적인 훈련이 필요하며, 이 세

가지가 모두 균형을 이루어야 한다.

가족이 하나 되는 명상법

가족이란 어떤 것일까. 가장 가까운 사이이며 서로 감정이 통하는 관계라고 하겠다. 감정이 통한다는 것은 서로 감정으로 소통할 수 있는 사이, 내 감정을 굳이 말하지 않더라도 상대방이 느낄 수 있고, 다른 가족의 감정을 내가 느낄 수 있는 사이라고 하겠다. 과거의 가족 관계에서는 서로 지내는 시간도 많고 함께 하는 시간에는 서로에게 집중하는 것이 자연스러운 일이었는데, 지금은 시대의 변화로 그런 관계, 정확히는 감정 소통의 기술이 점차 부족해지고 있다. 식당에서 보면 모든 가족 구성원들이 각자 핸드폰을 보고 있는 모습은 흔히 볼 수 있다. 카페에 굳이 가서는 어떤가? 각자 핸드폰을 보다가 일어선다. 그걸 같이 시간을 보냈다고 한다. 아이들이 어릴 때부터 핸드폰으로 동영상을 보게 하고, 아이가 다른 데 주의를 돌릴려고 하면 다른 컨텐츠를 틀어준다. 어른이나 아이들이나 모두 자신만의 세계로 빠져든다. 사회는 지난 20여 년간 자녀와의 대화를 유독 강조해 왔지만 아이들에 대한 부모의 의식은 크게 발전하지 않은 것 같다. 이해하는 것은 머리로 하는 것이고, 느끼는 것은 대화 이전에 가족의 감정이 내 것처럼 느껴지는 것을 말한다. 그런 것이 존재하는지 의문을 갖는 사람들도 있긴 할 것이다. 서로 깊이 사랑하는 연인 사이를 생각해 보라. 그럼 그 가능성에 의문을 품어서는 안 된다. 집중, 서로에 대한 관심, 관심을 넘어선 열정이 그 핵심이다. 다만 부모들의 삶이 너무 바빠지고, 퇴근 후에도 머릿속에서 일과 관련된 생각이 자동 종료 되지 않고 계속 살아있는 것이 현대 사회의 일면이라서, 관심이 있다고 하더라도, 특별한 방식이 아니면 이런 수준의 가족 간의 감정 교감이 쉽지 않은 것도 사실이다.

명상이란 자신의 생각을 가다듬고, 주위와의 새로운 관계를 바로 세우는 방법이다. 이런 명상은 집중에 의해서 시작되고, 집중을 통해 나와 주변을 좀 더 실감나게 구체적으로 인식할 수 있다. 가족에게 집중하는 것도 기술이 필요하다. 이제 그 방법을 구체적으로 배워보기로 하자.

1 가족 구성원들이 모두 모이는 시간이 있어야 한다. 이 명상법은 많은 시간을 들이는 것이 아니라, 아주 짧은 시간을 통해 유대감을 만들어가고, 심화시키며, 궁극적으로는 대화를 통하지 않아도 항상 마음이 통하는 상태를 현실에서 유지시키는 것이다.

2 가족이 모두 모였으면, 잠깐 하던 행동을 멈춰야 한다. 처음에는 TV나 라디오, 동영상 등 주의를 분산시킬 수 있는 영상이나 음향을 중지시켜야 한다. 나중에는 상관이 없기도 하지만, 그래도 주변이 부산스러운 것 보다는 조용한 것이 낫다.

3 처음 이 명상법을 시작할 때, 누군가가 소리를 내어 말하는 것이 좋다. "가족을 위한 호흡명상을 하겠습니다"라든지, "가족이 모두 함께 숨 쉬는 시간을 갖겠습니다"도 좋다. 또 "우리만의 시간을 가집니다"도 좋다. "가

족이 함께 있어서 너무 감사합니다"도 좋겠다. 상상력을 발휘해 보는 것은 늘 도움이 된다. 다만 가족 구성원들이 어느 정도는 공감을 하는 말이었으면 좋겠다. 이것은 자칫 산만해지기 쉬운 각자의 관심을 하나로 모으기 위해서 꼭 필요하다. 또 심리적인 목표를 세우는 것은 명상에서 꼭 필요한 부분이다. 그렇지 않으면 무의미한 행동이 될 수도 있다.

4 구성원 중에 가장 나이 어린 사람으로부터 시작하는 것이 좋다. 사실 어느 쪽이 먼저 시작하느냐는 크게 중요하지 않지만, 나이가 어린 구성원의 자발적인 참여를 이끌어내기 위해서이다. 누군가가 처음부터 자기에게 집중해 주는 모습을 보이는 것은 아이의 자존감을 점차 높여가는 방법이며, 자발적인 참여를 이끌어내는 데에 도움이 된다.

5 처음 시작할 때에는 가족 구성원 모두에게 방법을 다시 한번 설명하는 것이 좋다. 이 명상법은 간단한 호흡명상법이다. 호흡명상이란 숨을 쉬는 것에 집중하는 것이다. 일반적인 호흡명상은 자신의 호흡에 집중을 한다. 들숨과 날숨을 지켜보며, 들숨과 날숨 사이의 간극을 알아차리고 느껴보는 것이 일반적이다. 그러나 이 가족 호흡명상은 나의 호흡을 보는 것이 아니라 다른 이들의 호흡을 보는 것이다. 그러니 자연스러움이 가장 중요하다. 억지 호흡은 맞지 않다. 즉, 호흡을 잘하려고 할 필요가 없다는 것이다. 그냥 각자는 자신의 가장 자연스런 숨을 내쉬며, 자신이 쉬는 숨에는 스스로가 의미를 둘 필요가 없다.

6 가족끼리 둘러 앉았으면 처음에는 손을 잡는 것도 괜찮다. 분위기는 가벼워야 한다. 자연스럽게 장난치는 분위기도 좋다. 오히려 엄숙한 것, 진지한 것보다는 낫다. 모두 둥글게 둘러앉아 손을 잡고, 가벼운 분위기에서 처음에 시작할 때 하기로 정했던 말을 하면 된다. "자 이제 우리 좀 더 사랑하는 가족이 됩시다" 이것도 좋겠다.

7 제일 막내부터 자연스럽게 숨을 쉰다. 처음에는 다섯 번 호흡하는 것을 넘어가지 않는 것이 좋다. 순서는 미리 정해놓는 것이 좋다. 해당 순번의 사람이 자연스럽게 숨을 쉬면 나머지 사람이 눈치껏 그 사람에 맞춰서 같은 호흡을 한다. 날숨일 때 숨을 같이 내쉬고, 들이쉴 때 같이 들이쉰다, 그 사람의 속도와 호흡의 깊이를 같이 한다. 당연히 호흡은 사람마다 다르고, 같은 사람이라도 그 사람의 신체적, 정서적 상황에 따라 금방 변한다. 그러니 모범 호흡이란 것은 여기서는 필요하지 않다. 순번이 된 사람은 그냥 자신이 편한 대로 숨을 쉬면 된다. 나머지 사람들은 눈치껏 그 사람과 같은 호흡을 모방해서 하면 된다. 속도, 깊이 등 상대방의 호흡을 따라하는 것이 목적이다. 각자 상대방의 개성을 느끼는 것, 느껴주는 것이 중요하다.

8 제일 어린이부터 시작해서 마지막에 아빠에서 끝나는 것이 좋다. 그렇게 해서 한 차례 순서대로 돌아가면 된다. 이것이 끝이다. 마지막에도 "끝내겠습니다"라든지, "행복했어요"라든지 "아빠 엄마와 함께 해줘서 고마워"라든지 끝맺는 말을 하는 것이 좋다.

주의점 하나

절대 오래 하려고 하면 안 된다. 사실 처음에는 다섯 번 호흡도 길다고 본다. 세 번 정도가 적당할 수도 있다. 이것은 억지를 부리는 것이 아니다. 명상이란 강제로 할 수 있는 것이 아니며, 사람과 사람 사이의 감정 소통이란 것도 서로 마음을 여는 것이지, 해킹처럼 남의 가슴을 열고 들어가는 것도 아니다. 상대방이 내게 마음을 열어줘야 교류가 시작될 수 있는 것이다. 뭔가를 얻으려고 하지 말고, 같이 숨을 쉰다는 사실만 받아들여라. 그것만으로도 얼마나 기쁜 일인가. 누군가 나와 가장 가까운 사람이 생겼다는 것, 그리고 그 사람들과 함께 지금 살아 있다는 증거를 서로 확인하고 나누는 것만으로도 충분하다. 그리고 그 기쁨을 만약 느끼게 된다면, 그때는 이 명상법이 가져다 주는 효과를 실제적으로 느끼게 된다. 가족은 언어로 소통하지 않아도 서로 알 수 있고 느낄 수 있다는 것, 가족을 더 이상 내 입장에서만 바라보는 것이 아니라, 그들의 감정을 느낄 수 있다는 것, 이해하는 것이 아니라 그냥 알게 된다는 것을 말해주고 싶다. 오래 지속하려고 하지 말고, 진지해지려고 하지 말자. 그냥 쉽게, 자고 일어나서 기지개 한 번 켜는 것처럼 하는 것이다. 왜 힘을 빼야되는가 하면 부모가 힘을 주고 의식을 집중시키면, 아이들의 입장에서는 강요가 되고 폭력이 되기 때문이다. 이것은 마치 아이들의 일기장을 허락받지 않고 열어보는 것과 같고, 화장실에 있는데 문을 벌컥 열어보는 것과도 같다. 마음이란 그만큼 소중한 것이고, 누구에게나 나 이외의 사람에겐 드러내고 싶지 않은 부분이 있다.

주의점 둘

때론 아이들이나 청소년들 중에는 장난을 치는 경우가 있다. 자신의 차례가 되었을 때 일부러 호흡의 속도를 조절한다든지, 들숨과 날숨 사이를 아예 멈춰버린다든지 하는 것이다. 이런 상황이 오면, 이것도 호흡 명상의 일부이니 그냥 그것대로 따라가야 한다. 아이의 의도대로 따라가는 것이다. 아이가 웃는다면 더 좋다. 어쨌든 기분 좋은 일인 것은 확실하다. 어른들이 자신의 행동에 이리 끌려가고 저리 끌려가며 당황하는 모습은 상상만 해도 기분이 좋을 것이다. 이렇게 허용을 하더라도 그리 오래 가지는 않는다. 세 번의 호흡도 힘들다면 두 번, 두 번도 버겁다면 한 번만 해도 된다. 중요한 건 어쨌든 같이 호흡명상을 했다는 것이다.

주의점 셋

어른들이 너무 상태가 좋지 않을 때는 호흡명상을 피하자. 아니면 연기하거나. 어른들의 삶이란 스트레스의 연속이다. 화나건, 불안하건, 몸이 좋지 않건, 행복할 때보다는 불편할 때가 훨씬 많다. 원래 그런 것이다. 그렇다면 이 호흡 명상을 할 시간이 없는 것이 아닐까? 여기서 피하라는 것은 방금 화를 내서 화가 펄펄 끓어 오르고 있을 때라든지, 또는 자녀가 너무 미울 때라든지 이런 상황에서는 피하는 것이 좋겠다라는 뜻이다. 자칫하면 자녀에게 그 불편한 감정이 전이되거나 투사될 수도 있기 때문이다. 결론적으로 아이들에게는 이 명상법이 제약이 없지만, 부모들은 그래도 스스로를 좀 가라앉히고 진정해야 한다. 자녀들을 좋아하려고 해야 한다. 좋아하는 감정을 떠올리려고 해야 한다. 마음속에서 사랑을 일으켜야 한다. 미운 짓을 하는데 어떻게 그럴 수가 있냐고? 아이가 잘못되어 가는데 어떻게 편안할 수 있냐고? 맞는 말이다. 공감한다. 그러나 이 호흡명상을 하는 삼 분 정도의 시간 동안 좋은 마음을 가지지 말아야 할 이유도 없다. 만약 삼 분도 마음을 누그러뜨릴 수 없다면, 그것은 무엇인가 진짜로 잘못되어 가고 있다는 신호이다. 아이가 아니라 부모가. 부모가 삼 분도 마음을 못 열 정도라면, 더구나 자기 자식에게, 그렇다면 아이가 문제일까 부모가 문제일까? 어쨌든 이 호흡명상에서 아이는 자유롭더라도 부모는 미움과 분노를 잠시 미뤄놓고 좋은 마음으로 해야 한다. 아무리 괴로운 일이 많아도 인생 점수가 0점은 아니다. 숨은 쉬고 있지 않은가. 기본 점수 50점은 확보해 놓은 것이다. 삶이란 단단해 보여도 매우 연약한 것이며, 그래서 오늘의, 바로 지금의 이 한 숨, 한 호흡이 중요하다. 그것을 가족과 나누는 것 또한 매우 기쁜 일이다.

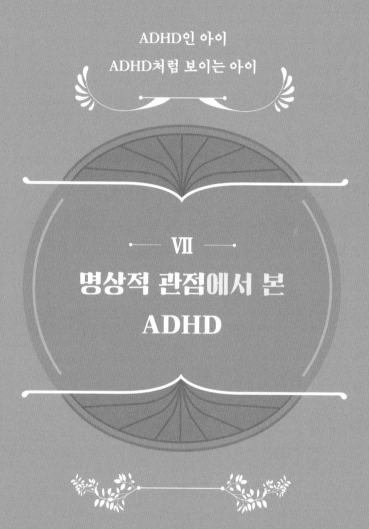

ADHD인 아이
ADHD처럼 보이는 아이

— Ⅶ —
명상적 관점에서 본
ADHD

ADHD인 아이
ADHD처럼 보이는 아이

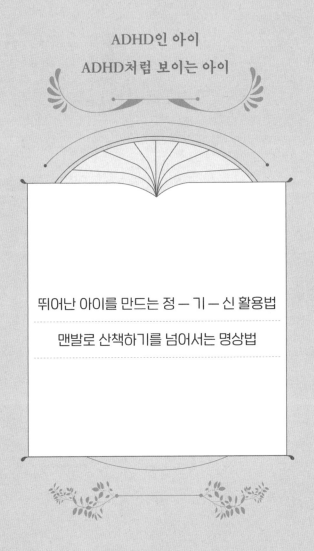

뛰어난 아이를 만드는 정 — 기 — 신 활용법

맨발로 산책하기를 넘어서는 명상법

명상적 관점에서 본
ADHD

뛰어난 아이를 만드는 정 — 기 — 신 활용법

　명상이란 조용히 무언가에 집중하거나, 관찰하는 형식의 시간을 가지는 것이다. 여러 가지 다양한 의미를 담아서 각자 부르기도 하지만, 실제로는 무엇인가를 관찰하는 것, 그리고 그 관찰을 통해서 원하는 것을 알아가는 시간이라고 생각하면 무난하겠다. 현실의 물질적인 면을 극복하고 보이지 않고 느껴지지 않는 것을 알아보려고 한다면 초월적인 명상일테고 현재의 괴로움인 자신의 느낌의 구조 (원인과 결과, 형성과정)를 좀 더 자세히 관찰해서 일상의 생활에 도움이 되기를 원한다면 그것은 마음 챙김 종류의 명상이 되겠다. 앞부분에서 ADHD라는 것이 결국은 인간의 정신과 마음, 그리고 삶을 다루는 것이라는 사실을 알게 되었을 것이다. 이런 분야를 연구하는 것으로는 서양에서 시작된 심리학, 철학, 사회학 등의 인문계열과, 뇌과학으로 대표되는 신경과학 등이 있다. 이런 연구들은 모두 인류가 열심히 연구하고 쌓아온 소중한 자산이다. 모두가 유용하고 알아야 할 필요가 있는 것들이다. 그리고 다른 한편으로는 주로 동양에서 행해져 온 것으로서, 자신과 타인의 의식의 흐름과 발현을 관찰해서 인간의 정신적인 면에 대해 얻은 통찰을 정리한 것이 있다. 역사가 오래 된 만큼 다양한 설명과 분류, 입장들이 존재하는데, 여기서는 주로 한의학과 관련된 정(精)―기(氣)―신(神)의 관점에서 ADHD를 어떻게 바라보고, 또 개선할 수 있는지 알아본다. 결국 명상이란, 인간은 개선될 수 있고, 한계를 뛰어넘을 수 있고, 몰랐던 자신을 알아낼 수 있고, 좀 더 나은 행복을 얻을 수 있다는 의미를 기본 전제로 하는 것이다.

인간이란 변할 수 있는 것인가? 인간의 개성이란 고정적인 것인가? 인간의 능력은 타고난 것인가 아니면 계발되는 것인가? 타고난 지능은 개선되지 않는다는 학자들도 많다. 그들의 이야기를 들으면 매우 그럴듯하다. 특히 ADHD 관련 경험담이나 책들을 보면, ADHD란 건 양육의 문제가 아니라 그냥 아이 자체가 타고난, 즉 아이 자체의 문제라고 설명하는 사람들도 많다. 각각의 이야기들을 자세히 읽어보면 매우 그럴듯하다. 타고난 지능은 개선되지 않는다.

그렇게 보인다. 그렇지만 우리는 여기서 두 가지 질문을 꼭 해야만 한다.

> ## 지금 이 아이의 능력이 타고난 수준의 것인지, 아니면 계발되지 않은 상태인 것인지?

출생 시부터 아무런 자극을 주지 않는다면 아이의 지능은 계발되지 않고 다른 사람보다 평균적으로 낮아진다는 것은 널리 알려진 사실이다. 또 이미 완성된 사람이라고 할지라도 혹독한 환경에서는 지능의 저하가 뒤따른다는 것도 증명된 사실이다. 세계대전에서 포로의 신분으로 오랫동안 수용소 생활을 한 사람들의 지능 지수가 평균적으로 크게 저하되어 있었다는 보고는 많다. 설사 인간의 지적능력이 타고난 한계치를 극복하지 못한다는, 일종의 유전자 결정설을 따른다고 하더라도 그 한계까지 여러 환경의 영향을 받는 것은 사실이다. 좋은 음식과 생활 환경, 정서적인 안정과 기쁨, 존중받고 안전한 느낌, 그리고 적절하게 지적인 호기심을 자극해 줄 수 있는 양육자나 교사 등은 아이의 지적인 능력을 향상시키는 데에 도움이 된다. 그것이 교육이고 인류가 수천 년을 투자해온 것이다. 개인의 능력 한도치를 뛰어넘지 못한다는 것을 인정하는 사람이라고 하더라도, 과연 그 사람의 최대 한도치의 능력이라는 것을 어떻게 판정할 것인가? 또 누가 판정할 것인가? 과연 특정 인물의 지능 상한선, 한계치에 이르렀다는 것을 누가 알 수 있을 것인가. 온정적인 주장을 하려는 것이 아니다. 타인의 지적인 한계를 평가하려는 인간 또한 그 자신이 신뢰도가 높은 기준을 확보할 만큼 지적인 역량을 소유했는지를 판정받는 것이 거의 불가능하다. 즉, 자기 자신의 지능도 한계치에 이르렀는지 스스로도 판단하지 못하며, 이런 영역에 있어서 모두 자기 환경 경험치의 한계를 벗어나지 못하는 우물 안 개구리와 같다.

만약 ADHD가 양육의 문제가 아니라고 한다면?

되풀이되는 질문과 답변이 되겠지만, ADHD는 선천적인 것이므로 그간의 양육 환경이 아무런 책임이 없고 원인이 될 수 없다면, 도대체 약물치료 외의 다른 모든 노력들이 왜 필요한 것일까? ADHD가 부모와는 상관이 없다면 부모가 양육에 있어서 아무렇게나 내키는 대로 말하고 행동하는 생활을 하건 말건 무슨 상관일까? 수많은 책들에서 육아법이 중요하다고 하고, 또 새로운 육아법, 교육법들이 쏟아져 나오고 있다. 개선되고 진보적인 육아법이 도움이 된다면, 지금까지의 부적절한 육아법과 환경이 아이의 재능을 낙후시킨 면은 있지 않을까? 그것을 인정한다면 지금의 아이의 ADHD에는 부모의 영향, 양육자의 영향이 몇 퍼센트나 있을까? 그런데 이런 의문은 기존의 방법론에서는 명확히 하고 넘어가기가 어렵다. 정신을 다루는데 정신이 무엇인지 모르기 때문이다. 정신은 실체가 있는 것인가? 정신이 없을 때에는 어떤 이유에서인가? 정신이 또렷할 때와 흐릴 때의 신경생리학적 차이는 무엇인가? 어떠한 구체적인 정신 상태가 현실에서 물질적 기반 위에서 구현이 가능한가? 즉, 정신이 흐린 생명체를 창조할 수 있는가? 하는 것이다. 이런 부분이 명확하지 않기 때문에 ADHD의 정의란 것이 모호한 것이고, 그렇기 때문에 각성제를 먹이라고 그랬다가 교육법과 대화법, 육아법을 바꾸라고 그랬다가, ADHD는 또 육아와는 상관이 없다고 그러는 등 자체 내에서도 온통 혼돈의 영역일 뿐이다.

정(精)―기(氣)―신(神)이란 말은 다른 동양적인 단어들과 마찬가지로 너무 많은 의미를 담고 있어서, 오히려 정의하기도 설명하기도 어렵다. 그래서 여기서는 정신 영역에서만 한정지어서 진행할 필요가 있다. 인간의 정신―인간이 느끼는 모든 것―인간이 알아차리는 모든 것들을 크게 세 부분으로 나누는 것이 정(精)―기(氣)―신(神)이다. 기계적으로 나눈다는 것은 아니며, 무지개의 색처럼 각각의 구성요소일 뿐이다. 생각해 보자. 무지개에서 빨간색과 주황색이 없는 경우를 상상할 수 있을까? 좀 더 물질적으로 설명하자면 인간은 팔, 다리, 몸통, 목, 머리로 구성되어 있다. 그러면 머리 부위만이 인간일까? 스스로 자신, 자아, 그리고 자기를 인간이라고 생각하는 이 느낌은 어떤 것일까? 동양에서는 이 느낌이 단일한 하나의 것이 아니라, 여러 부분의 조합과 배열에 의해 발현된, 각 개별 부분들의 단순한 합산보다 더 큰 어떤 것이라고 말한다. 이런 전체로서의 속성 중에 한 부분을 정(精)―기(氣)―신(神) 이라고 할 수 있겠다. 먼저 신(神)부터 알아보자면 신(神)이란 인지―이성―생각의 영역이라고 할 수 있다. 우리의 정신을 가만히 살펴보면, 주변을 알아차리고, 이것들이 무엇인지, 이 상황이 어떻게 된 것인지를 알아차리는, 그리고 미래의 계획을 세우기도 하고, 현재 주변 상황에 대처하기도 하며, 새로운 것을 배우고, 또 만들어내기도 하는, 일반적으로 지능이라고 말할 수도 있는 것을 말한다. 그럼 기(氣)는 어떤 속성을 말하는 것일까? 정신 영역에서의 기(氣)는 감정에너지와 관련이 있다. 지능이 아무리 발달해 있고 왕성하더라도 정서적으로 완전히 고갈되어 있다면, 흔히 말하는 번아웃이 와 있다면 어떻게 될까? 지능이 어두워질 것이다. 머리가 돌아가지 않을 것이고, 생각이 멈추며, 주변에 대한 파악이 부족하게 된다. 그런데 만약 감정에너지가 왕성하다면 신(神)이 자기 활동영역과 관심사에서만 작용하지 않고 끊임없이 영역을 확장하게 된다. 정신 활동을 시작하게 해주며 열정을 공급해 주는 것이 기(氣)의 영역이다.

그럼 이것으로 인간은 정신력을 완성한 것일까? 정(精)은 일단 육체적인 에너지와 관련이 있다. 육체의 활력이 없다면, 정서적으로 쉽게 소진되며, 열정과 용기 의지 등 지적인 활동을 자극하는 동력이 금방 바닥나게 된다. 육체의 활력이 없어지고 정서적 고갈이 오게 되면 지적인 왕성함의 척도인 호기심이 사라진다. 노화와 관련해서 두뇌 기능이 저하되는 신호가 호기심의 소멸이라는 것은 최근에 밝혀지고 있는 것들이다. 또한 정(精)이란 정신활동의 기준점이 된다. 잠들어서 꿈을 꾼다고 생각해 보자. 육체의 감각이 사라졌을 때,

정(精)이 개입을 하지 않을 때에는 하늘을 날아다니기도 하고, 현실에서는 연결되지 않을 다른 사람들과 이런 저런 활동을 함께 하기도 한다. 꿈의 내용을 말하는 것이 아니다. 꿈은 실제의 생활과는 다르게 움직인다. 꿈속의 활동은 일체의 육체적 제한을 받지 않고, 또한 사건의 전개 속도가 지나치게 빠르다. 깨어있을 때의 상상보다도 꿈에서는 훨씬 빨리 장면들이 전환된다. 의식에 미치는 영향으로서의 정(精)이란 육체라기보다는 육체에서 느껴지는 그 어떤 것이다. 굳이 말하자면 현장감이라고 할까? 현실감이라고 할 수도 있고 실존감이라고도 할 수 있다. 지능과 이성이 현실과 관계없는 공상과 망상으로 달아나지 않도록 속도 조절을 해주는 무게추와 같은 역할, 배의 닻과 같은 작용을 한다고 할 수도 있다.

이런 정(精)—기(氣)—신(神)을 명상적 관점에서는 상단전(上丹田)—중단전(中丹田)—하단전(下丹田)과 관련을 지어 설명한다. 근래의 마음챙김 명상 등 일상생활에서 마음을 가다듬는 명상들에서는 크게 언급하지 않으나, 동양의 고전적 명상기법들(초월성을 중시하는)에서는 단전을 극히 중요하게 여긴다. 하단전—중단전—상단전으로 이어지는 의식의 변화와 속성은 매우 중요한 부분으로, 어떤 갈래의 명상법을 따라가더라도 중간의 길은 변할 수 있지만, 하단전, 중단전, 상단전이라는 이 세 군데 중요 거점은 반드시 거쳐가는 것이다. 단전(丹田)이란 개념은 에너지가 모이는 중요 거점이라는 의미이다. 그런데 이 에너지는 당연히 인체에서 만들어지고, 인체 내에서 활동하는 것으로 몸과는 완전히 분리될 수는 없다. 그러므로 단전이란 것은 다른 관점에서 보면 신체 내에서 다른 부위보다 활발하게 움직이는 것으로 설정이 되어 있다고 보겠다. 이런 단전 중에서 대체로 배꼽 아래에 있는 것을 하단전, 가슴 가운데 있는 것을 중단전, 이마 가운데 있는 것을 상단전이라고 한다(각기 유파에 따라 다른 의견도 있다).

이것은 부위도 중요하지만, 얼마나 다른 부위에 비해 활성도가 높으냐에 따라 그 사람의 에너지 소비와 생산의 유형과 패턴이 달라진다. 하단전이 발달한 사람은 신체적 활력과 완성도가 높고, 중단전이 발달한 사람은 정서적 에너지가 풍부하며, 사랑과 열정이 있고, 상단전이 발달한 사람은 직관과 이성이 발달한 면이 있다고 한다. 이것을 정(精)—기(氣)—신(神)의 개념을 도입하면 하단전은 정(精)이 모이고, 중단전은 기(氣)가 모이며, 상단전은 신(神)이 모인다고 할 수 있다. 이렇게 설명하면 독립적인 것 같지만, 사실 인체라는 공간을, 또 인체라는 에너지를 공유하는 것이기 때문에 완전히 서로 독립적이지 않다. 인체라는 전체적 관점에서 정(精)—기(氣)—신(神)과 하단전—중단전—상단전을 이해해 본다면 다음과 같다.

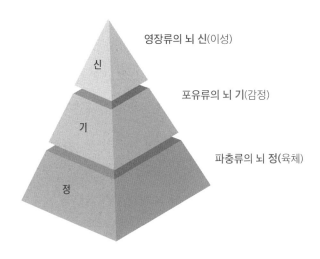

영장류의 뇌 신(이성)

포유류의 뇌 기(감정)

파충류의 뇌 정(육체)

출처: [정신과 의사는 당신에게 관심이 없다: 정기신 편]

　파충류의 뇌를 정(精)에 비유하고, 포유류, 영장류를 기(氣)와 신(神)에 각각 연결을 한 이유는 생명체의 육체적 본질에 집중이 되어 있는 것을 파충류로, 감정이 발달하기 시작한 것이 포유류, 지성이 발달하기 시작한 것이 영장류부터라고 생각했기 때문이다. 즉, 육체가 발달하고—육체를 조절, 관리하는 뇌의 기능이 형성되고, 그 이후에 감정의 뇌가 발달하고, 육체와 감정을 조절하고 인지하는 뇌의 기능이 발달되고 나서야 인지와 지성의 뇌 기능이 형성되기 시작했다는 것이다. 지성을 가진 인간이라는 생명체의 뿌리가 육체를 관리하고 조절하는 뇌이며, 줄기와 잎에 해당하는 부위가 정서를 관리하는 뇌, 이 뿌리와 줄기, 잎이 튼튼하게 제 역할을 하게 된 다음에 핀 꽃이 지성의 뇌라고 할 수 있겠다. 이것이 인간 뇌의 기능적 구조이다. 그래서 하단전, 중단전, 상단전은 인체에서 각각 위치하는 부분도 있지만, 이 또한 뇌에서도 대응하는 구조가 있는 것이다. 결국 육체를 관리하는 것도 뇌, 정서를 느끼고 관리하는 것도 뇌, 인지기능을 담당하는 것도 뇌이며, 이는 생명 진화에 따라 뇌가 커지고 고도화되면서 기능이 발달한 것이라고 하겠다.

우리가 이야기해야 하는 것은 ADHD를 명상의 관점에서는 어떻게 볼 수 있느냐 하는 것이다. 명상이란 의문과 해답이 함께 하는 것이기 때문에, 결국 ADHD를 명상으로 해결할 수 있느냐 하는 것이 이 장에서 나눠야 하는 핵심 내용이다. 과연 ADHD는 명상으로 해결할 수 있을까? 결론부터 먼저 이야기하자면, 어린 아이의 ADHD는 명상으로 해결하는 것을 권하지 않는다. 이는 지극히 개인적인 관점이기 때문에 필자와 생각을 달리하는 사람들도 많을 것이다. 하지만, 명상이란 그것을 실행하는 사람의 자발적 의지가 가장 중요한 것으로, 어떠한 목적과 결과를 목표로 해서 강제하게 되는 것은 부작용이 매우 클 수 있으며, 부작용을 방지하고 잘 조절하면서, 또 적절한 과정을 통과하고 있는지를 부모가 판단하기는 매우 어렵기 때문이다. 다만 부모가 아이의 상태를 이해하는 데에는 도움이 될 수 있다.

ADHD와 명상 모두에서 가장 중요한 것을 하나 들자면, 역시 하단전이다. 하단전은 정신 작용의 토대가 되는 것으로, 튼튼한 하단전이 있어야 중단전, 상단전의 작용이 위축되거나 통제되지 않고 과잉

활동을 하지 않게 된다. 피라미드 그림을 기억해 보자. 아랫부분이 크고 넓어야 안정적이며, 더 큰 윗부분을 얹고도 안정감을 줄 수 있다(안정적인 기능을 보장해 줄 수 있다). 명상 부작용 중엔 '상기증(上氣症)'이란 것이 있다. 상기증(上氣症)에는 여러 증상들이 있지만, 간단히 요약하자면 '화(火)가 항상 심하게 나 있는' 그것과 비슷한 몸이 되는 것이다. 머리로 피가 몰리고 열이 오르며, 어지럽고 두통이 생기고, 눈에 핏발이 서며, 가슴이 두근거리고, 생각을 통제할 수가 없는, 그런 종류의 증상들이 나타나며, 일반적으로 말하는 감정으로서의 '화(火)'란 시간이 조금 지나면 가라앉지만, 명상 부작용으로서의 상기증(上氣症)이란 이 '화(火)'가 가라앉지 않는, 정확히는 '화(火)가 나 있는 신체상태'가 식지 않는 것을 말한다. 이런 상기증(上氣症)의 원인에 대해서는 자율신경의 부조라는 쪽으로 설명하는 사람들도 있지만, 근본 원인은 하단전이 상대적으로 약해서 나타나는 현상이다. 하단전은 생명력으로서 두뇌 활동에 에너지를 공급하는 역할을 하기도 하지만, 또 무게추로서, 배의 닻으로서 작용하기도 한다. 의식에 있어서는 흔들리지 않는 단단함, 안정감을 뜻한다. 오뚜기 모형으로 생각해 본다면, 오뚜기 모형의 맨 아래 부분을 하단전, 가운데를 중단전, 꼭대기 꼭짓점을 상단전으로 생각해도 된다. 하단전이 크고 무거우면, 상대적으로 상단전과 중단전의 안정감과 복원력이 도드라진다. 하단전의 에너지가 크고 충실한 사람은 쉽게 상기증(上氣症)이 생기지 않는다. 애초에 과열이란, 부족한 에너지를 당겨오는 과정에서 일어나기 쉽다. 오랫동안 집중해도 머리가 편안하고 안정된다면, 머리에 힘을 줄 이유가 없게 되는 것이다. 안 되는 것을 억지로 하려고 하면 마치 화(火)를 내는 것처럼 신체가 과열된다. 감정으로서의 '화(火)'를 낼 때의 신체적 반응도 평상시보다 훨씬 더 많은 힘을 신체에서 끌어내기 위한 것이다. 그래야 자기를 지킬 수 있다. 가용한 자원을 모두 끌어서 외부의 위협에 대응하기 위한 것이 '화(火)'라고 볼 수 있다. 그러므로 명상의 시작은 모두 이 하단전을 충실히 하는 데에서 시작한다.

가장 안정된 구조가 있다면 어떤 것일까? 피라미드 구조일 것이다. 역삼각형 구조는 가장 불안정한 구조이다. 하단전에 비해 중단전 상단전이 과잉이라면 역삼각형 구조가 될 것이고, 중단전이 하단전과 상단전에 비해 과잉이라면 마치 마름모꼴과 같이 생각할 수 있다. 지나치게 감정적인 사람이 될 것이다. 지나치게 감정적이라는 것은, 쉽게 이성이 마비되며 다양한 생각보다는 충동적 생각에 사로잡히기 쉽고, 또 신체도 스트레스에 지나치게 민감하게 반응하게 된다. 역삼각형 구조의 사람은 어떤가? 생각만 많은 사람, 실천력이 떨어지는 사람, 그러면서도 지구력이 떨어지는 사람이다. 명상을 할 때 쉽게 몽롱해지는 사람, 화가 끓어오르는 사람, 잡생각이 유난히 많이 나는 사람은 이렇게 상단전, 중단전, 하단전의 균형비율이 무너진 사람이다. ADHD에 있어서도 이런 면을 볼 수가 있다. 하단전이 발달하지 않은 경우를 보면, 하체가 약하고, 특히 허벅지와 무릎

이 연약하다. 지구력이 없다. 좋을 때와 나쁠 때의 컨디션 차이가 너무 많이 난다. 한군데 진득하게 집중을 못하거나, 또는 상단전이 충분한 에너지 공급을 받지 못해서 멍한 모습, 또렷하지 않은 모습, 즉 조용한 ADHD라고 부르는 상태가 된다. 이렇게 되는 이유는 정신력이라는 것이 단일한 하나의 어떤 것이 아니라 여러 작용들이 모여서 된 일종의 집단지성과 같은 것이기 때문이다. 세 가지 단전을 좀 더 정리해 보자면 다음과 같다.

- **상단전** - 이성적, 형이상학적, 물질이나 관계에서 직접적으로 얻을 수 없는 느낌이나 신호에 민감
- **중단전** - 다른 존재들과의 관계에서 느껴지는 신호들에 의해 움직임
- **하단전** - 물질적인 것, 특히 자신의 육체적인 욕구와 느낌, 신호들에 반응함

어린 아이들 중에는 주변의 다른 존재나, 자신의 배고픔, 통증에는 둔감하면서, 주변 환경 속에 내재된 질서라든지, 자신이 호기심을 갖는 것에 지나치게 집착하는 경향을 보이는 경우가 있다. 이런 아이들을 '아스퍼거 증후군'이라고 부르기도 하는데, 이런 아이들은 상단전의 활동이 다른 중단전, 하단전에 비해서 비율적으로 과도하게 활성화되어서 생기는 측면이 있다. 반대로 하단전이 과도하게 활발한 에너지 활동을 하면서, 상대적으로 상단전, 중단전의 활성도가 미미하면 오직 육체적 즐거움, 즉 식욕, 수면욕, 성욕 등 자신의 내면

욕구를 채우는 것을 다른 주변 사람과의 교류나, 지적인 호기심에 비해 우선하게 되는 경우가 많다. 아이들의 경우는 하단전이 지나치게 발달하면 오히려 외부에 대해 둔감해 보이거나 또는 육체적 에너지가 넘쳐서 통제되지 않을 정도로 과도한 활동을 하게 되는 경우도 있다. ADHD 중 과잉행동장애라고 진단 받은 아이들 중에는 밖에서 뛰거나 계단 오르내리기 등을 미친듯이 하고 나면 어느 정도 집중을 할 수 있다고 하는 경우도 있다. 또 그런 식으로 해서 사회에 잘 적응하여 자서전을 쓴 사람도 있다. 그런데 애초에 그런 사람은 적성이 다른 쪽이 아닐까 싶다. 자신의 넘치는 신체적 열정을 그에 맞는 다른 미래 쪽으로 적용을 시켰다면 좀 더 낫지 않았을까 싶지만, 하고 싶은 것을 해보는 것도 100세 시대에는 나쁘지 않다. 다만 자연스럽지 않은 것을 하려고 하면 그만큼 노력과 희생이라는 대가를 치를 수밖에 없다.

또 중단전이 발달하면 어떻게 보면 심약해 보이기도 한다. 주변 사람들의 감정, 분위기 등을 잘 느낄 수가 있기 때문에, 주위의 호감과 비호감에 좀 더 민감한 반응을 보이게 된다. 그래서 학교나 사람이 많고 분위기가 혼란스러운 상황에서는 마치 귀에 증폭기를 붙여놓은 것처럼 안절부절 못하는 아이들이 많다. 그리고 감성적인 모습으로 보이며, 아름답고 추한 것, 호의와 적의, 화목한 것, 불화 이런 데에 민감하다. 쉽게 말해 집중을 못하고 분위기에 휩쓸리는 아이들은 상대적으로 중단전은 활발하고, 하단전은 약하기 때문일 가능성도 높다. 하단전이란 자기 중심을 말한다. 오뚜기처럼 하단전이 발달하게 되면 항상 생각이 자기 중심에 있게 된다. 쉽게 정신이 날아가지 않는다는 뜻이다. 마치 헬륨이 든 풍선이 상단전이라고 한다면, 풍선을 묶어 둘 든든한 하단전이 있어야 정신줄을 잡고 통제 가능한 범위 내에서 생각과 집중력이 맴돌게 된다. 다른 관점에서 삼단전을 바라보게 된다면 이렇다.

- 상단전 - 미세신호를 감지하고 반응함
  - 고음, 고주파음, 높은 현, 가늘고 섬세한 현
  - 다른 사람과의 경계가 거의 없다, 전파속도가 빠르다.
- 중단전 - 주변의 느낌을 감지함.
  - 중음
  - 다른 사람과 영향을 잘 주고받는다.
- 하단전 - 아주 굵은 신호, 큰 신호에 반응함
  - 저음, 아주 굵은 현
  - 다른 사람, 외부와의 경계 및 구별이 확실하다.

상단전은 논리적이거나 종교적인 영감, 누군가의 생각, 어디선가 흘러온 계시 같은 것에 의해 주로 활성화된다. 즉, 지식이나 육감이라고 불리는 것에 반응한다. 오감이란 시각, 청각, 후각, 미각, 촉각으로, 계측할 수 있고 계량화 될 수 있는 것이며, 육감이란 이 오감 외에 느껴지는 아주 미세한 신호를 감지하는 것을 말한다. 그러므로 상단전이 발달한 사람은 흔히 주변 사람들에게서 직감이 발달했다, 육감이 좋다, 심한 경우 신기가 있다, 예지력이 있다, 통찰력이 있다

등의 이야기를 듣게 된다. 다른 사람들이 잘 못 느끼는 미세 신호를 느끼고 조합해서 결과물을 만들어 내기 때문에 그렇다. 중단전은 주변 사물, 사람, 동물 등 존재계의 신호를 잘 느낀다. 사물의 아름다움과 추함, 사람들의 감정, 동물들과의 교감 등에 민감하게 반응하므로, 다른 단전들과의 조화가 있다든지, 주위 사람들과 안정적인 관계하에서는 모든 것이 원활하지만 그 외에는 기복이 심한 모습을 보인다. 그러므로 이런 사람들은 운동을 상대적으로 많이 시켜서 육체의 존재감을 키워주거나, 지적인 호기심을 충족시키고 발달시킬 수 있는 책을 많이 읽는 것이 좋다.

하단전은 상대적으로 둔하다. 굵고 큰 신호를 주로 느끼게 되므로 하단전이 발달한 사람은 외부의 신호에 상대적으로 둔감하다. 설사 외부의 신호가 느껴지더라도 빠르게 반응하지 않는다. 느리게 불이 붙는다. 그러므로 상대적으로 감정의 기복이 적고, 변화가 빠르지 않다. 덜 감정적이다. 선이 굵은 사람을 생각하면 된다. 통계적으로 엉덩이가 크고, 허벅지를 비롯한 하체의 근육이 발달한 사람이 심장병 위험이 적다. 이것은 스트레스에 강하다는 의미인데, 실제로는 스트레스를 일으키는 외부 자극에 신체적으로 덜 반응하고, 작은 자극에는 반응을 하지 않고, 큰 자극에만 반응한다는 의미이다. 작은 외부 신호의 날카로움들이 마음이라고 불리는 심장 어림에서 그다지 육체적으로 큰 반향을 일으키지 않는다는 것으로, 가장 불안 요소가 작은 유형이라고 봐야 한다.

점점 ADHD가 많아지는 이유는, 성장 환경의 변화도 주된 원인이라고 할 수 있겠다. 과거에는 어려서 육체적 활동을 시작으로, 또래와의 놀이, 무리 짓기가 주된 활동이었다. 그리고 어느 정도 성장한 이후에나 지적인 학습이 이뤄지기 시작했고, 또 그 학습 내용 또한 종이를 통한, 종이에 인쇄된 정보를 배우는, 변화가 빠르지 않은 자극에 의한 것이었다. 즉, 하단전과 중단전이 충분히 자리 잡을 시간을 갖고 상단전에 교육의 영향력이 미치기 시작했다는 것이다. 그러나 현재에 가까워지면 질수록, 어릴 때의 육체적, 정서교감의 활동은 상대적으로 비중이 줄어들고 오직 빠른 속도의 시청각 자극에 의한 지적인 학습에만 치중하게 되니, 지식적으로는 과거보다 빠른 속도로 나아가게 되었지만, 발달하지 못한 하단전과 중단전을 갖게 된 대가로 흔히 말하는 맷집, 뱃심, 안정감의 부족을 얻게 되었다.

의식에서 각 단전의 활성도가 끼치는 영향은 아래와 같다.

- **상단전이 더 활성화** - 좁은 시야, 그렇지만 깊다.
  - 변화 많고 짧은 흐름
- **중단전이 더 활성화** - 자신과 주변에 대한 시야
- **하단전이 더 활성화** - 넓은 시야, 그렇지만 세세하지 못하다.
  - 크고 긴 흐름

과거에 당황해하는 이들에게 하는 조언이 있었다.

"숨을 크게 천천히 내어 쉬고"

"아랫배에 힘을 주고"

흥분을 가라앉히라는 의미인데, 이것이 실제로는 하단전으로 의식의 중심을 옮기는 작용을 하게 된다. 마음이 상단전에 있게 되면, 큰 흐름을 덜 느끼게 되고 눈 앞의 빠른 변화에 주의력이 상당 부분 옮겨가게 된다. 당황하면 두리번거리게 되는 것과 비슷한 모습이다. 그러므로 주의집중력을 자유자재로 다루기 위해서는 튼튼하고 충만한 하단전이 필수가 된다. 이런 하단전을 한의학에서 언급하고 있는 부분이 있는데, 바로 신수(腎水)가 그것이다. 앞의 한의학에서 바라보는 ADHD의 조건에서도 신(腎)의 중요성과 신(腎)의 작용에 문제가 있을 경우 나타나는 현상에 대한 설명이 있다.

수행법에서 하단전을 튼튼하게 하는 것은 여러 방법이 있다. 주로 복식호흡과 아랫배의 특정한 부분을 조용히 응시하는 형식의 결합이다. 이런 부분은 혼자서는 힘들고 기초는 누군가에게 지도를 받는 것으로 시작하는 것이 좋고, 수행이 어려운 상황이나 사람에게는 하단전을 보완하는 방법으로 신수(腎水)를 보(補)하는 처방을 하기도 한다. 이런 약은 기본적인 틀은 정해져 있지만 사람따라, 계절따라, 상황따라 각각 다르게 맞춤 조절해야 하므로 한의사의 상담을 받는 것이 좋겠다. 한의학에서는 집중력에 도움이 되어서 뿐만 아니라 장기적인 건강 유지의 목적으로도 이 신수(腎水)를 보강하는 것을 중요하게 다뤄왔다. 그러므로 하단전을 튼튼하게 하는 것은 정신적으로는 주의집중력을 자유자재로 조절할 수 있는 능력과, 신체적으로는 외부 환경과 스트레스에 의해 잘 변형되지 않고 자신만의 건강을 유지할 수 있는 내구성, 안정성을 키우는 데 도움이 된다. ADHD로 보이는 사람들에게 가장 도움이 되는 하단전을 튼튼하게 하는 수행에 조금 더 참고할 것이 있다.

- 상단전 - 생각, 의지
- 중단전 - 충동, 감정, 열정
- 하단전 - 몸의 원리와 순리

예로부터 명상은 자연스러워야 한다고 했지만, 하단전은 특히 더하다. 인간이 아무리 지식이 많더라도, 몸의 작동 원리, 몸의 원리는 아직까지는 모두 파악할 수 없다. 그러므로 마음을 비우고 하단전을 응시하는 것이 가장 기본적인 방법이다. 왜냐면 하단전은 몸의 원리와 작용이 지배하기 때문이다. 간혹 하단전을 상상하거나, 열정과 바람을 쏟거나 하는 경우들을 보는데, 이는 실제로는 하단전을 튼튼하게 하는 수행을 한다기보다는 상단전과 중단전의 잘못된 과열을 불러 일으켜서 상기증(上氣症)을 일으켜, 오히려 집중력 장애를 불러일으킬 수도 있다. ADHD를 명상적으로 해결하기 위해서는 하단전을 각성시키고, 하단전을 위한 명상을 하는 것이 꼭 필요한 이유이다. 다른 단전들은 그에 맞는 경험을 통해서 하는 것이 좋다. 하단전은 명상으로, 그 외 상단전과 중단전은 정서적 경험과 이성적 학습을 통해서 하면 가장 안정적인 정신을 완성해 나갈 수 있다.

맨발로 산책하기를 넘어서는 명상법

본인이 명상을 전문적으로 수행하거나, 또는 이끌어 줄 수 있는 사람이 있는 경우를 제외하고는, 하단전을 안정적으로 깨우고(각성시키고, 살아나게 하고), 튼튼하게 할 수 있는 방법이 그리 많지 않다. 알려져 있는 방법이야 많다. 하지만 일하고, 신경 쓰고, 인간 관계를 유지하고 관리하려는 등의 스트레스를 받는 사람이 하기에는 모두가 쉽지 않고, 꾸준히 하는 것은 더 어렵다. 애매하다고 밖에 할 수 없다. 결국엔 머리를 비워야 하는데, 머리를 비우는 것이 또 고통이 되고 고난의 길이 되기 때문이다. 그럴 때 무념무상으로 하기 쉬운 것이 바로 이것이다.

"맨발로 산책하기"
"맨발로 걷기"
"맨발로 등산하기"

요즘에는 공원 등에서 많이 보이는 모습이다. 명상이란 보통 행위 + 마음가짐으로 구성되어 있다. 행위를 올바로 하더라도, 마음가짐이 다르면 효과를 이끌어내기가 어렵다. 역으로 마음가짐이 올바르더라도, 딱 맞는 행위를 하지 않으면 역시 효과가 약해지게 된다. 명상 중에서도 '기'종류를 중요하게 생각하는 분들은 맨발로 걸으면 지면과의 교류가 활발하다, 지기를 받아들이기 쉽다고 설명하겠지만,

우리는 그렇게 생각하지 말고 다르게 생각하자. 다른 마음가짐이 필요하다.

　온통 번잡하게 신경쓰고 머릿속이 복잡한 사람이 머리를 고요히 비우고, 분별심을 내려놓고 하단전을 마음속으로 응시하는 것은 극히 어렵다. 하단전 자체가 육체의 에너지를 대표하는 것이며, 육체에서도 하체를 강화하면 하단전으로 대표되는 육체의 에너지가 활성화 된다. 하체를 강화한다는 것은 근육을 튼튼하게 한다는 뜻이라기보다는, 하체를 생생하게 한다는 뜻으로 보아야 한다. 감각이 둔해진 부풀어오른 근육보다는, 피가 통하고, 생생함이 느껴지는 부드러운 피부가 낫다는 뜻이다. 즉, 워킹(walking)을 하는 것이 아니라, 센싱(sensing)을 하는 것이다. 발바닥으로 땅을 느끼는 것이다. 땅을 그냥 느끼는 것이 아니라, 좀 더 생생하게 느끼기 시작하면 자연스럽게 하단전이 깨어나기 시작한다. 이는 육체를 관리하는 뇌, 즉 우리 뇌의 대부분을 차지하는 영역이 스트레칭을 하기 시작하고, 활기가 돌기 시작한다는 것을 의미한다. 이런 좋은 효과가 있는 맨발 걷기에도 주의가 필요하다. 가장 중요한 것은 다치지 않는 것이다. 안전한 장소를 선택하는 것은 기본 중의 기본이다. 또한 발밑에 위험한 물건이나 뱀, 해충 등이 없는지를 반드시 살피면서 걸어야 한다. 또한 오히려 그렇기 때문에 맨발로 걷게 되면 발바닥에 자기도 모르게 집중하게 된다. 복잡한 사건들, 나를 골치 아프게 하는 사람들을 생각하다가도 자기도 모르게 발밑을 보게 된다. 발밑의 안전에 집중하게 되고, 발바닥에 닿는 촉감에 집중하게 된다. 하체의 촉감에 집중하게 되면, 하단전이 자연스럽게 각성되게 된다. 명심하자. 육체, 특히 발바닥에 센싱(sensing)하게 되면, 하단전을 깨울 수 있다. 앉아서 하는 복식호흡이 '정공(靜功)'이라면, 이것은 움직이면서 에너지를 쌓는 '동공(動功)'이라고 할 수 있겠다. 특히 머리가 복잡한 사람은 마음챙김 명상도 잘 되지 않을 때가 많고, 더구나 조용하게 자리를 잡아서 하는 복식호흡은 더 힘든 경우도 많다. 이것을 억지로 하려고 하다가 상기증(上氣症)이 오기도 한다. 하단전을 각성하는 것은 몸의 리듬을 따르는 것이지, 머리와 감정의 언어를 사용하는 것이 아니기 때문이다. 그러므로 평범한 사람이 복잡한 머리를 식히고, 정렬이 어긋난 육체를 맞추어가는 데에는 맨발로 걷기만 한 것이 없다. 맨발로 걸으면서 땅의 촉감을 좀 더 생생하게 느끼는 것 또한 다음 단계, 그 다음 단계로 얼마든지 발전시켜 나갈 수 있다.

1 맨발로 땅을 만지듯이, 땅의 촉감을 세밀히 분석하듯이, 알아가듯이 걷는다. 걸을 때의 호흡은 힘이 들어가지 않은, 자신이 가장 편안한 호흡을 따라간다. 들이마실 때는 코로, 내쉴 때에는 입을 살짝 벌려서 공기가 빠져나가듯이 한다. 들이쉴 때에는 코로 들어오는 신선함에, 내쉴 때에는 입으로 새어나가는 공기의 탁함을 느끼도록 한다. 코로 신선함이 들어오고 입으로 몸안의 탁함이 나가는 것이다.

2 익숙해졌으면 땅을 느끼는 것이 아니라 자신의 발바닥 피부를 느끼면서 걷는다. 특히 이 단계는 익숙해지면 나중에는 걷지 않고서도 충분히 해나갈 수 있다.

3 자신의 발바닥 피부가 꿈틀대고 피가 통하는 것 같고, 둔하고 어두운 느낌이 느껴지기도 하고, 뭔가가 몰려나가기도 하는 등 마치 살아있는 것 같은 느낌을 익숙하게 느낄 수 있다면 이젠 발등과 발목의 차례이다. 발바닥 피부가 깨어나듯이, 발목과 발목 아래 부분이 마치 손목을 돌리면서 손가락을 쥐었다 폈다 하는 것 같이 생생하게 느껴지도록 한다.

4 여기까지 했다면 이제 무릎 아래에 집중을 해보도록 한다. 팔굽혀펴기 할 때, 팔꿈치 아래 부분이 꿈틀대는 것이 느껴지는 것처럼, 무릎 아래가 팔과 같이 느껴지도록 한다. 물구나무 서서 팔로 걸어가는 것처럼, 무릎 아래가 외부 내부 할 것 없이 살아있는 생생함이 느껴진다면 이제 맨발로 걸어서 하단전을 각성시키는 것, 뇌에서 육체를 조절하는 부분에 긍정적인 자극을 주는 것에 성공했다고 보겠다. 앞으로 더 발전할 토대가 되었다. 이제는 사무실에 의자에 앉아서도 무릎 아래에 집중을 하게 되면 맨발로 걷는 것 같은 느낌을 얻을 수 있고, 신발을 신고 걸어도 비슷한 효과를 얻을 수 있다.

무릎 아래까지의 느낌을 쉽게 각성시킬 수 있다면, 전신으로 그 지각을 확대하는 것도 어렵지 않다. 조금만 고요히 육체의 논리를 자연스럽게 따라가면 충분히 가능하다. 그 정도면 가볍게 뭉친 근육 등은 스스로도 쉽게 자각할 수 있고, 그 부위를 세세하게 느끼기만 해도 풀어질 수 있다. 통증 감소도 가능하다.

또 한 가지 얻는 이점이 있다면, 어느 장소를 걷는가에 따라서 무릎 아래 감각이 살아나는 느낌이 다르다는 것을 차차 알게 된다. 쉽게 무릎 아래가 가벼워지는 곳, 시원해지는 곳, 혈액순환이 잘 되는 곳이 본인에게 맞는 곳일 가능성이 높다. 반대로 장소는 같더라도 내가 무슨 생각을 하느냐에 따라 하체의 감각이 변하는 것을 느낄 수 있다. 내 몸이 살아나는 생각과 감정이 어떤 것인지 잘 관찰해 보자. 자기 자신이 어떻게 달라지고 반응하는지, 어떤 상황에서 좋아지고 어떤 조건에서 나빠지는지를 알아가는 것은 명상의 중요한 과정 중에 하나이며, 자신이 스스로 건강관리를 하는 데 있어서 꼭 깨우쳐야 하는 것이다. 자기 자신이 하나의 기준이 되고 등불이 되어야, 수많은 건강에 관련된 정보들 속에서 자기 자신에게 맞는 것들을 골라낼 수 있고, 또 상황에 따라 자신에게 적용시킬 수 있다. 그렇지 않고 좋다고 하는 것들을 마구잡이로 하다보면 오히려 자신에게 해가 되는 경우가 많다. 건강 관련 연구들이라고 하는 것들을 보면 A라는 영양제를 먹으면 수명이 몇 년 늘어나고, B는 몇 년, C는 몇 년 더 늘어난다는 내용들이 무척 많다. 그러면 A+B+C를 동시에 하면 합산해서 수명이 늘어나고 건강이 좋아질까? 그렇지 않다는 것은 누구나 알고 있다. 이럴 때 자기 자신의 몸상태를 잘 느끼고, 그 변화를 알 수 있다면, A → C → B 순서로 자기 자신만의 프로그램을 만들어 갈 수 있는 것이며, 누구도 해주지 못하는, 오직 자신에게 맞는 효과적인 건강관리법을 완성해 나갈 수 있다.

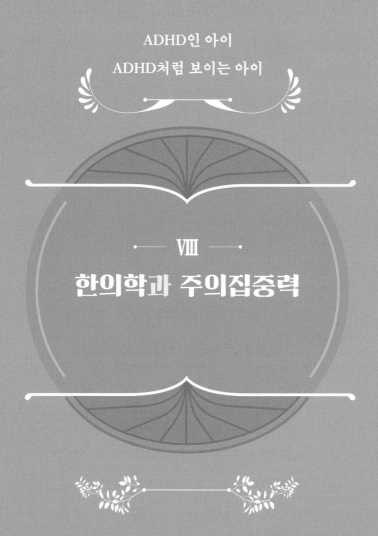

ADHD인 아이
ADHD처럼 보이는 아이

— Ⅷ —
한의학과 주의집중력

ADHD인 아이
ADHD처럼 보이는 아이

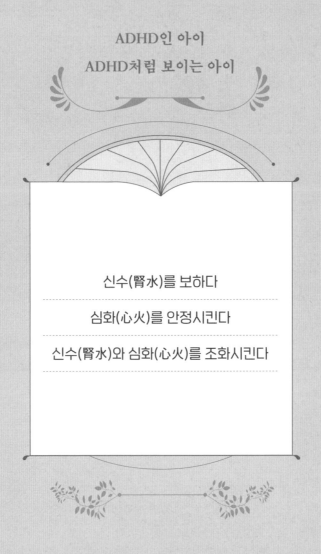

신수(腎水)를 보하다

심화(心火)를 안정시킨다

신수(腎水)와 심화(心火)를 조화시킨다

한의학과 주의집중력

◇

    주의집중력이란 무엇인지, 어떤 속성을 가지고 있는지, 어떻게 하면 주의집중력을 기를 수 있는지에 대해 여러 가지 면에서 생각해 보았다. 지금까지 다뤄온 내용들을 보면 이렇다. 신체적으로 약점이 있으면 보완한다, 정서적으로 불안정하고 결핍된 부분이 있으면 치료를 한다, 필요성을 느끼지 못하는, 즉 이성적으로 다듬어지지 않은 부분은 교육과 지도가 필요하다. 이런 것이 원칙이라고 말해 왔다. 더불어 명상적 관점에서 도움이 되는 부분들도 그 원리와 함께 구체적인 방법을 설명해 보았다. 하지만 그런 글들을 적으면서도 마음속에 불편함이 있는 것은 어쩔수 없다. 사람은 누구나 대한 해협을 헤엄쳐서 건널 수 있는가? 마라톤을 두 시간 십 분대에 완주해

낼 수 있는 것인가? 모든 사람은 자신의 삶에서 기회를 얻을 수 있을까? 우리는 이런 부분들에 대해서 YES라고 대답하도록 훈련과 교육이 되어 있다. 인간은 무엇이든지 해낼 수 있다고. 그러나 이런 성취를 모두에게 보편적으로 요구할 수 있고, 가능하게 해 줄 수 있느냐는 질문에는 긍정적으로 대답할 수 없다. 모두가 그렇게 된다는 것은 현실적으로 불가능하기 때문이다. 이론적으로는 가능해도, 소수의 사람들에게는 가능해도 다수가 하기에는 불가능하다. 사람들은 스스로를 속이고 위로하고 있는 것이다.

만약 아이와의 충분한 대화를 통한다면, 감화시키고 교육적으로 필요한 순종을 이끌어 낼 수 있다고 여러 전문가와 책들은 이야기한다. 이는 학문적으로는 옳지만, 각 당사자에 따라서는 사실 무책임하게 느껴질 수도 있다. 그 방법이 여러 사람들에게 공통적으로 적용이 가능한 것일까? 모든 사람들에게 그렇게 하라고 요구할 수 있는가? 부모 자체가 심리적, 경제적으로 전혀 여유가 없을 때라면 아이의 이야기를 들어줄 수 있을까? 부모 자체가 이미 심정적으로 익사하기 직전인데, 조금만 까치발이 내려와도 흙탕물을 코로 들이킬 지경인데 아이와의 대화를 통해 문제를 해결하라는 것은 상황이 어려운 사람들에 대한 모욕이라고 해도 다름이 아니다. 배부른 사람들의 사치로 느껴질 뿐이다.

명상도 마찬가지이다. 자기를 발전시키는 여러 가지 방법 중에 가장 경제적으로 부담이 없는 것이 명상이다. 명상가들은 말한다. 가장 겸손하고 검소하고 소박한 것이 명상이며, 이야말로 가장 인간적인 것이라고. 그런데 현실은 어떤가? 종교적 의미에서의 고행과 명상이 아니라, 삶을 풍요롭게 하는 자기계발적 수단으로서의 명상은 주로 선진국, 그중에서도 경제적으로 여유가 있는 층에서만 점점 확산되고 있다. 돈이 안 든다고 하는 명상이, 돈이 많은 사람들 사이에서 성행하는 이것은 무엇을 의미하는 것일까? 결국 명상도 마음의 여유가 있어야 가능하다는 것이다.

개인이 참여해서 상황을 주도적으로 바꿔간다는 것은 어렵다. 여유가 있는 부모가, 자신의 삶―경제적, 심리적인 면을 희생하고, 또 자신의 사회생활을 포기하고 접근해도 이루기가 쉽지 않은 어려운 일을, 삶에 시달리는 평범한 사람들이 할 수 있을 리가 없다. 그래서 의학이 있는 것이다. 부모가 할 수 없는 일을 대신 해주는 것이 의학이다. 그리고 앞장에서 다뤘던 신체적 약점과 불균형, 정서적 불안정 이 두 가지를 한의학에서는 효과적으로 다룰 수 있다. 신체적으로 안정된 상태를 만들며, 무너진 균형을 회복시키고, 더 나아가서 약한 육체를 내실이 있는 건강체로 만들어가는 데에는 한의학의 보약 체계가 도움이 될 것이다. 정서적인 부분은 어떤가? 감정적인 불편함 또한 신체를 통해 표현된 물질적 언어일 뿐이다. 좀 더 미세하게 신체를 조절한다면 감정적인 부분도 한의학으로 충분히 가능하다. 만약 그것이 불가능하다고 생각한다면, 운동을 하면 마음이 가벼워진다든지, 우울함이 감소한다는 것은 그 또한 착각인가? 감정이란 육체의 작용일 뿐이고, 육체의 변화를 통해 감정 또한 충분히 변화할 수 있다. 이는 우리 생활 주변에 얼마든지 있는 일이다. 우리가 주의 깊게 들여다보지 않았을 뿐이다.

한의학의 대표적인 치료 수단은 침과 한약이다. 이 두 가지 수단을 사용한다는 것은, 인체라는 복잡계에, 계산된 변수를 투입해서 반응을 이끌어내고 그를 통해 전체적인 흐름을 변화시켜 나간다는 것이다. 사람들이 모여 사는 이 국가 사회라는 것을 보더라도, 은행의 대출 금리라는 것은 그냥 숫자일 뿐이다. 그런데 이 숫자를 변화시킴으로 전반적인 사회 정서에 영향을 주는 것을 보라. 대출 금리를 올리면 사회적으로 벌써 무거워진다. 물론 즐거운 사람, 영향을 받지 않는 사람도 있긴 하겠지만, 전체적인 분위기 자체는 조절이 가능하다. 한의학은 이런 연구를 적어도 2천 년을 해왔다. 그냥 보약을 처방하면 상황이 호전된다는 정도의 메시지가 과연 전부이겠는가? 그것보다 훨씬 정교하고 나름대로 체계화된 방법이 있다. 구체적인 방법들을 자세하게 설명하기에는 한의사에 따라 너무 다양한 방법들이 있고, 또 나름의 장점들이 있기 때문에 이 책에서 내보이는 것은 권장할 만하지 못하다. 다만 하나의 원칙, 인체의 오장육부와 기와 혈의 약점을 보완하고, 세포와 조직 간 활동 양상의 불균형을 조절한다면, 아이를 충분히 차분하게 만들 수 있다. 아이가 차분해진다면 시야가 넓어지고, 자신의 미래를 좀 더 진지하게 생각할 수 있도록 시간적 여유를 벌어줄 수 있다. 멍한 아이들의 눈에 총기가 돌아오게 할 수도 있다. 어차피 그런 것들 모두가 신체라는, 세포가 모여서 구성해가는 유기체로 구성된 사회체계가 발전적으로 활발해질 때 나타나는 현상이기 때문이다.

더구나 한의학에서는 이런 집중력과 관련된 치료에서 각성제와 같은 역할을 하는 약물치료가 없다. 세포를 안전하게 활성화시키는 효능이 입증된 한약재로서만 치료를 한다. 이해하기 쉽게 큰 틀에서의 방법을 설명해 본다면 다음과 같다. 이런 방법을 선택하기 전에 이미 오장육부(五臟六腑)와 기혈음양(氣血陰陽)이 좋은 상태에 있어야 하는 것은 기본이다. 이런 용어는 인체의 여러 속성을 표현하는 말이라고 생각해도 된다.

신수(腎水)를 보하다

신수(腎水)란 신장(腎臟)의 물이란 뜻으로, 당연히 진짜 신장의 물을 이야기하는 것은 아니다. 신장이 아주 편안하고 충족된 활동을 할 때 나타나는 몸의 상태를 의미하는 것이라고 받아들이면 되겠다. 이런 신수를 보한다는 것은 명상적 관점에서 하단전을 튼튼하게 하는 것과 비슷한 면이 있다. 당연히 여기는 각성제나 향정신성 약물이 들어가는 것이 아니라, 신수를 보한다는 목적에 맞는 보약의 역할을 하는 약재들로 배합이 되어 있다.

심화(心火)를 안정시킨다

심화(心火)도 역시 심장(心臟)의 불이라기보다는 심장과 관련된 신체 기능이 작동할 때 나타나는 현상을 가리킨다. 당연히 너무 활발할 수도 있고, 약할 수도 있고, 색이 좋지 않을 때도 있다. 이런 상태를 건강하게 맞춰주는 약재를 처방한다. 침 치료 또한 배합을 할 수도 있다. 여기도 마찬가지로 몸의 기능을 활발하게 하는 약재를 사용한다. 건강식에 사용하는 약재와 크게 다르지 않다. 다만 배합이 다르다. 한약은 같은 약재라도 배합에 따라 크게 다른 효능을 보인다. 이런 부분은 요리와도 비슷한 부분이 있다. 요리도 결국 재료와 배합과 상상력에 따라 결과가 다르지 않은가. 다만 한약은 수천 년간 그 배합례를 연구하고 학문으로, 책으로 남겨왔다는 것이 다르다.

신수(腎水)와 심화(心火)를 조화시킨다

인체란 오케스트라와 같다. 좋은 연주자들을 모셔와도 조화와 협응이 없다면 좋은 작품이 될 수가 없다. 한의학에서는 각각의 기능들을 활성화시키는 것이 전부가 아니라, 그 관계를 조율하는 것도 중요한 부분이다. 예를 든다면 동의보감에 나오는 교감단(交感丹)이란 배합이 있다.

향부자(香附子)와 백복신(白茯神)이라는 약재 두 가지의 비율을 조절하는 것이다.

治諸氣鬱滯, 一切公私怫情, 名利失志, 抑鬱煩惱, 七情所傷, 不思飮食, 面黃形羸, 胸膈痞悶, 諸證神效, 大能升降水火.
여러 가지 기의 울체를 치료한다. 공적이거나 사적인 일로 감정이 울적하고, 명성과 이익을 잃고 정신이 억눌려 잘 통하지 않아 괴로워하며, 칠정(七情)으로 손상되어 밥맛이 없고 얼굴이 누렇게 뜨고 몸이 마르고 가슴(胸膈)이 답답한 증상에 효과가 좋은데, 이 약은 수(水)를 올라가게 하고 화(火)가 내려오도록 한다.

동의보감에 나오는 설명으로 신수(腎水)와 심화(心火)를 조율시키는 배합이다. 이런 약을 찾아서 복용하면 문제가 해결될 것 같지만 실제 현실에서는 매우 섬세하고 어려운 일이 된다. 신수(腎水)를 보충하고 심화(心火)를 안정시키는 것과 이 둘을 조율하는 것을 사람에 따라, 전체적인 몸의 좋고 나쁨, 그리고 에너지의 상태에 따라 새롭게 배합 비율을 맞춰야 하기에 전문가인 한의사에게 의뢰하는 것이 현실적으로 선택 가능한 유일한 방법이다.

한의학으로 ADHD를 치료한다는 것은 무너진 밸런스를 회복시켜서 그 사람의 원래 재능, 드러나지 않았던 능력을 다시 발휘할 수 있게 해주는 것과 비슷하다. ADHD는 독립적 질병이 아니라 여러 가지 나쁜 조건들이 상호작용해서 만들어진 상황이기 때문이다.

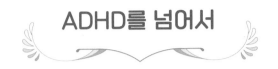

ADHD를 넘어서

ADHD를 의심하거나, 의심받거나, 어쨌든 이런 단어와 연관된 사람들을 볼 때, 우리가 꼭 생각해야 하는 부분이 있다. 자의든 타의든 왜 이 ADHD와 연관된 것으로 보이는 사람들이 늘어나고 있을까? 이 사람들은 정상일까 비정상일까? 앞에서 충분히 설명을 했다고 생각하지만 그래도 정리가 되지 않은 의문이 남아있다면, 그것은 순수히 필자 잘못이라고 하겠다. 그래서 이 ADHD가 왜 점점 늘어나고 있는지를 최대한 간단하게 다시 설명해 보고자 한다. 지금 ADHD라는 질병명으로 의심 받는 사람들은 70년대, 80년대에는 정상으로 판정되는 사람들이었다. 이런 사람들이 과거에 없었던 것이 아니다. 다만 과거에는 아이들의 특성 중에 하나로 파악되었거나, 아니면 공부에 별로 뜻이 없다는 식으로 이해되었을 뿐이다. 지금의 ADHD와 연관된 아이들도 정상적인 아이들이다. 우린 비정상을 다루고 있는 것이 아니다. 그럼 왜 ADHD와 연관된 아이들이 늘어나고 있을까?

그 이유는 두 가지로 볼 수 있겠다.

하나는 우리가 아이들에게 요구하는 기준이 점점 올라가고 있다는 것이다. 좀 더 고도화된 정신력, 집중력을 요구하는 것이다. 당연히 좀 더 나은 정신력을 위해서는 좀 더 나은 기술과 체력, 열정의 뒷받침이 필요하다. 그런데 사회는 기술, 즉 교육 — 정보의 전달에만 집중하지 체력이나 감성의 풍부함에는 무관심하다. 인지기능은 과도하게 사용하면서 그에 걸맞는 체력과 감성을 키우지 못하고 있다. 그러니 고도화된 집중력이 얼마 버티지 못하고 흔들리는 것이다.

둘째는 집중력을 분산하는 문화가 너무 많다는 것이다. 수많은 동영상, 수많은 게임, 너무 다양한 정보들, 이런 것들이 어른들의 정신도 흐트려 놓는데, 아이들에게 어른들이 요구하는 재미없는 것들에 집중을 유지하기를 바라는 것은 지나친 욕심이다. 게임 문제로 고민하는 부모들이 많지만, 정작 이것은 아이와 게임의 문제가 아니라, 아이와 그 게임의 화면 뒤에 숨어 있는 게임 제작 회사와의 문제임을 알지 못한다. 게임 회사, 동영상 회사, 각종 웹툰, 문화유통사 등 그들은 어떻게든 아이들이 자기 상품을 손에서 놓지 못하게 하기 위해서 밤잠을 설치고, 두통을 겪으며, 공황장애가 생기도록 피나게 노력하고 있다. 심지어는 당신이 웹 페이지에 머무는 시간도 통계가 되어 누군가의 고민거리가 되고 있다. 현재의 어른들은 자기가 어릴 때를 생각해 보자. 그 몇 안 되는 TV 채널과, 어린이 잡지, 동네 전자오락실 등에도 정신이 혼란스러웠던 때가 기억이 나지 않는가? 그때의 자기 자신에게 지금과 같은 전자기기와 인터넷, 다양한 사회문화적 자극을 제공한다면, 당신의 집중력은 어떻게 달라질까?

인간 정신은 아직 싹도 채 피어나지 않았다. 생물학적으로 분류된 한 종으로서의 인간이란, 아직 싹이 땅 위로 올라오지도 않은 거대한 메타세콰이어와 같다. 인간의 정신에 대해서는 아직 우리가 실체를 파악하지 못하고 있으며, 과학적 연구들이란 주로 파편화된 생각이나 느낌의 구조를 훑어보려고 하는 정도이지 온전한 실체로서의 인간 정신에 대한 연구는 부족하고, 더구나 정답으로서의 정신과 의식, 모범적인 모델이 어떤 것인지에 대한 과학으로서의 연구는 전혀 없다고 해도 된다. 그러니 뇌과학적인 면에서 인간 정신을 논할 수는 있어도 어려움에 처한 사람들을 진정으로 돕는 것에는 부족함이 많아서 방법론적으로 권장할 정도는 아직 아니다.

주의집중력이란 인간 정신의 한 부분이라고 볼 수도 있고 또는 물리적인 부분이 아니라 전체로서의 인간 정신하에서의 한 파장이라고 볼 수도 있겠다. 주의집중력이란 고정된 것이 아니며, 항상 살아있는 생명체처럼 다양하게 변화하는 것이다. 여기에 관여된 부분들이 세세하게는 어떻게 구조화되어 있는지는 어느 누구도 모른다. 다만 작용하는 기능, 드러나는 기능으로서는 신체와 정서와 의식 이 세가지가 큰 요소라는 것은 알 수가 있다. 그렇지 않다면 인간이 문명을 이루기 위해 노력해 온 현 세상의 이로운 좋은 것들이 모두 무슨 의미가 있겠는가? 학교, 체육관, 미술관, 박물관, 유흥업 이 모든 것들이 주의 집중력을 유지하는 데에 도움이 되기 때문에 발전한 것이다. 더 직설적으로는 인간을 일터로 돌려보내고, 일터에서 효율을 끌어올리기 위해 지금처럼 주변에 있는 모든 것들이 필요했던 것이다.

일반적으로 볼 수 있는 ADHD란, ADHD라는 장애가 아니라, 정확히는 ADHD 상황, ADHD 상태라고 표현하는 것이 맞다. 얼마든지 우리의 노력, 생활의 개선, 인식의 전환에 따라 점점 더 나아질 수 있는 것이며 그것이 인간정신의 계발이다. 당연하다고 여겨지는 정해진 고정관념에서 벗어나서 '왜'라는 의문을 가지는 것이 인간정신의 위대함이다. 생각해 보면 문명이란 모든 것을 개선시키면서 나아왔고, 좀 더 복잡하고 중요한 일을 하는 쪽으로 사람들을 독려해왔다. 학습에 관심이 없는 아이가 있다면, 자신의 일에 적응을 하지 못하는 사람들이 있다면, 그 사람들이 흥미를 가질 수 있고, 즐거워 할 수 있고, 몰입할 수 있는 분야를 제공해 주고, 격려해 주며, 그들이 자신만의 고유한 능력을 발전시킬 수 있도록 하는 것이 문명의 발전이지, 그런 싹을 다 자르고 오직 쳇바퀴 속의 다람쥐를 만들어 가는 것이 인류가 나아가야 하는 길은 아니며, 양육과 교육의 길 또한 분명히 아니다.

자신에게 선택권 없이 일방적으로 주어진 눈앞의 길에 무관심하거나, 관심이 점점 식어가는 사람들을 억지로 그 자리에 밀어 넣고, 다른 생각을 하지 못하도록 자극제(각성제)를 주입시키는 것은 과연 누구를 위한 것일까? 그렇게 한다고 해서 그 분야에 적성이 맞는 사람들과의 경쟁에서 얼마만큼 버텨낼 수 있을까? 각성제를 먹은 사람은 행복할까? 행복이란 어떤 것인가? 자신이 어떤 존재인지도 모르고, 무엇을 좋아하고, 어떤 것을 잘하는지도 모르면서 사회가 정해준 기준에 따라 그 길만 바라보고, 마치 사각형 수박처럼 다른 사람들이 내게 요구한 틀에 자신을 맞춰온 사람들이 이미 이 세상엔 너무 많다. 과연 그 사람들은 행복한가? 당신에겐 다른 길이 없었을까? 지금 당신이 걸어온 길, 또는 앞으로 특별한 일이 일어나지 않으면 당신이 관성처럼 가게 될 길은 진정으로 당신에게 의미가 있는 길인가? 당신 삶의 의미란 무엇인가?

물론 기본적인 의식주는 가장 중요하다. 그것이 안 되면 모든 것이 무의미하다. 『맹자』에 유항산(有恒産)이어야 유항심(有恒心)이라는 말이 있다. 필자는 이 말이 모든 명상하는 사람들이나 지식을 쌓는 업을 가진 사람들이 꼭 명심해야 하는 말이라고 생각한다. 부모가 자식을 걱정하거나, 자기가 자기 자신을 스스로 걱정하는 것은 충분히 이해가 간다. 그러나 정말 그렇다면, 남들과 같은 방향을 가기 위해, 적성에도 맞지 않는 일에 뛰어들어서 달리라고 하지 말고, 아이가 가장 잘 할 수 있는 일을 찾아주는 것이 진정한 유항산(有恒産)의 길이라고 할 수도 있지 않을까? 미래란 아무도 예측하지 못한다. 백 년 가까이 남은 아이의 인생에서, 자기 적성을 꾸준히 찾아가는 것은 지금처럼 변화가 심한 시대에는 꼭 필요한 것이 아닐까? 자기를 알아가는 것, 자기의 장단점을 좀 더 뚜렷하게 느끼고, 세상의 변화를 체험하는 것이 아이의 미래를 위해서 진정으로 필요한 일이라고 생각한다. 각성제를 먹여서 시야가 제한된 채로 경쟁으로 내몰리는 삶과, 눈가리개가 채워져 옆을 못 보게 하고 앞만 보고 타인에 의해 조종당하며 앞으로만 치달려야 하는 경주마의 삶은 비슷하지 않은가? 경주마의 삶은 그 끝이 좋을까?

결국 ADHD라는, 학업과 학습에 관련된 문제를 생각해 본다는 것은 삶을 어떻게 살아야 하는 것인가와 이어진다. 행복한 아이, 인정받는 아이가 자신의 삶에서 힘을 낼 수 있다. 그런 아이로 만들어가는 과정이 부모 자신에게 오히려 크게 도움이 될 것이다. 지금 당장도 중요하지만, 아이의 백 년 후 미래도 생각해 보자. 학교만 졸업시키면 모든 책임이 끝난다고 생각할 수도 있겠지만, 살아있는 한, 관계가 지속되는 한 책임이란 끝나지 않는다. 책임에서 벗어날 수는 없다. 외면할 수는 있어도! 미국에서는 한 사람이 살아가면서 평생 동안 직업을 다섯 번 바꾼다는 통계가 있다. 이것도 벌써 이십 년은 지난 일이니, 앞으로 아이들이 살아갈 미래에는 얼마나 많은 변화가 있을까? 아무리 뛰어난 사람도 한 가지 일만으로는 일생을 원활히 살아갈 수 없는 시대가 이미 시작된 것이다. 이런 인생의 변화 구간마다 제대로 된 결정을 내리려면, 자신이 누구인지 아는 것이 굉장히 중요하다. 우리 아이가 ADHD인지 아닌지, 내가 ADHD인지 아닌지 고민이 되기 시작했다면, '내'가 누구인지, '우리 아이'가 어떤 삶을 살아가는 것이 좋을 것인지를 생각하는 것이 고민의 최우선 순위가 되기를 바란다. 자신만의 삶의 기준에서 만족한 삶을 우리 모두가 살기를 바란다. 더 나은 정신력이란, 더 나은 체력, 더 나은 감성의 풍부함, 그리고 올바른 고민이 필수적이다. ADHD란 질병이 아니라 상황일 뿐이다.

저자 **곽병준**

- 현 제원한의원 원장
- 경희대학교 한의과대학 졸업
- 경희대학교 한의과대학원 석사
- 경희대학교 한의과대학원 박사

2000년부터 우울증, 공황장애, 수면장애, ADHD, 틱장애 환자를 치료하며 꾸준한 명상 수행을 통해 건강과 인지능력을 발전시킬 수 있는 방법도 연구해왔다.

삶의 현실적인 문제뿐만 아니라 명상과 삶의 의미에 대한 탐구마저도 육체가 건강하지 않다면 온전해지지 않는다. 육체를 건강하게 하는 것이 지적·감정의 문제를 근원적으로 해결할 수 있는 첫걸음이므로, 육체적 문제, 정서적 문제, 정신적 문제 등을 함께 치료하는 진료를 하고 있다.

ADHD인 아이, ADHD처럼 보이는 아이

초판발행   2024년 8월 19일

지은이   곽병준
펴낸이   노현

편 집   소다인
표지디자인   Ben Story
제 작   고철민 · 김원표

펴낸곳   ㈜ 피와이메이트
            서울특별시 금천구 가산디지털2로 53, 210호(가산동, 한라시그마밸리)
            등록 2014. 2. 12. 제2018-000080호
전 화   02)733-6771
f a x   02)736-4818
e-mail   pys@pybook.co.kr
homepage   www.pybook.co.kr
ISBN   979-11-6519-968-5   03510

정 가   16,800원

박영스토리는 박영사와 함께하는 브랜드입니다.